Diplôme d'État d'Aide-soignant

1000 Questions Réponses 70 fiches de révision

NEO STRATEGIE

Édition : BoD · Books on Demand, 31 avenue Saint-Rémy, 57600 Forbach, bod@bod.fr
Impression : Libri Plureos GmbH, Friedensallee 273, 22763 Hambourg (Allemagne)

ISBN : 978-2-3228-5720-3

Dépôt légal : juillet 2026

Table des matières

Introduction

Le métier d'aide-soignant est un pilier essentiel du système de santé. Présent au plus près des patients, il incarne au quotidien les valeurs d'humanité, de bienveillance, de rigueur et de technicité. Ce métier exige une grande polyvalence, une forte capacité d'adaptation et une solide formation, validée par le **Diplôme d'État d'Aide-Soignant (DEAS)**.

Ce livre a été conçu comme un **guide de révision complet et structuré**, 100 % conforme au référentiel en vigueur, afin d'accompagner efficacement les candidats tout au long de leur préparation.

Vous y trouverez **des séries de questions-réponses précises et pédagogiques**, organisées selon les **11 blocs de compétences** définis par le référentiel :

1. Accompagnement d'une personne dans les activités de sa vie quotidienne et de sa vie sociale

Comprendre les besoins fondamentaux, maintenir l'autonomie, respecter le rythme et les habitudes de vie.

2. État clinique d'une personne

Observer, analyser et comprendre les signes cliniques, mesurer les paramètres vitaux, alerter en cas d'anomalie.

3. Soins

Réaliser les soins d'hygiène, de confort, de prévention et de maintien de l'état de santé.

4. Ergonomie

Adopter les bonnes postures, prévenir les risques liés à l'activité physique, utiliser les aides techniques.

5. Relation - communication

Créer une relation de confiance avec la personne soignée, sa famille, et les équipes soignantes. Favoriser une communication bienveillante.

6. Hygiène des locaux hospitaliers

Maîtriser les protocoles d'entretien, prévenir les infections, participer à un environnement sain et sécurisé.

7. Transmission des informations

Rédiger des transmissions ciblées, orales ou écrites, dans le respect des règles professionnelles et du secret partagé.

8. Organisation du travail

Planifier, hiérarchiser, s'organiser en équipe et dans les différents services de soins.

9. Traitement des informations

Utiliser les outils numériques, comprendre et gérer les documents administratifs ou médicaux.

10. Travail en équipe pluri-professionnelle

Collaborer efficacement avec les autres professionnels de santé pour assurer la qualité des soins.

11. Gestes et soins d'urgence

Savoir réagir face à une situation critique, appliquer les gestes de premiers secours et alerter rapidement.

À travers ce livre, chaque bloc est abordé de manière **pratique, claire et progressive**. Que vous soyez en formation initiale, en reconversion ou en révision avant l'examen, cet ouvrage vous apportera **les clés essentielles pour réussir votre DEAS**.

Bonne préparation à tous !

À propos de Neo Strategie

Composée de formateurs, professionnels de terrain et auteurs pédagogiques, notre équipe conçoit des ouvrages pratiques et efficaces pour aider les candidats à réviser, comprendre et réussir leur formation.

Accompagnement d'une personne dans les activités de sa vie quotidienne et de sa vie sociale.

1. Qu'est-ce que les activités de la vie quotidienne (AVQ) ?

Les AVQ regroupent les gestes essentiels qu'une personne effectue chaque jour pour assurer son autonomie : se laver, s'habiller, se nourrir, se déplacer, utiliser les toilettes, etc. Elles sont souvent classées selon la grille AGGIR dans l'évaluation de la dépendance. L'aide-soignant joue un rôle clé dans l'accompagnement de ces activités, en veillant à respecter le rythme et les capacités de la personne tout en stimulant son autonomie.

2. Quelle est la différence entre autonomie et dépendance

L'autonomie désigne la capacité d'une personne à effectuer seule les actes de la vie quotidienne. La dépendance, au contraire, implique un besoin d'aide pour accomplir ces actes. Elle peut être physique, psychique ou sociale. L'aide-soignant doit évaluer ce niveau pour adapter son accompagnement, en favorisant toujours la participation de la personne selon ses capacités restantes.

3. Pourquoi est-il important de maintenir l'autonomie d'une personne ?

Le maintien de l'autonomie permet à la personne de préserver sa dignité, son estime de soi et sa qualité de vie.

Cela retarde la perte d'indépendance et évite l'installation d'une dépendance évitable. L'aide-soignant stimule l'autonomie en adaptant l'environnement, en encourageant la personne à faire seule ce qu'elle peut encore faire, et en utilisant des aides techniques si nécessaire.

4. Comment aider une personne à se lever en toute sécurité ?

Il faut d'abord évaluer les capacités de la personne (équilibre, force musculaire), puis sécuriser l'environnement (lit réglé à la bonne hauteur, freins du fauteuil activés, sol dégagé). L'aide-soignant accompagne la mobilisation en adoptant les bons gestes ergonomiques et en guidant verbalement la personne. L'objectif est de l'aider sans faire à sa place, pour préserver son autonomie.

5. Quelles précautions prendre lors de l'aide à la toilette ?

Il faut respecter l'intimité, la pudeur et les habitudes de la personne. Préparer le matériel à l'avance, s'assurer d'une température agréable, surveiller la peau (rougeurs, plaies, etc.) et toujours effectuer les gestes du plus propre au plus sale. La toilette est un moment clé pour observer l'état général et établir une relation de confiance.

6. Quelle attitude adopter si une personne refuse de manger ?

Il faut chercher à comprendre la cause : nausées, douleurs, dépression, perte d'autonomie, conflit... L'écoute est primordiale. L'aide-soignant ne doit jamais forcer, mais dialoguer, proposer des aliments appétissants, adapter les textures, respecter les goûts. En cas de refus persistant, il doit transmettre l'information à l'équipe soignante.

7. Qu'est-ce que le projet de vie ?

Le projet de vie est un document ou une démarche personnalisée qui vise à définir les souhaits, besoins et attentes d'une personne dans son parcours de soin ou d'accompagnement. Il prend en compte ses habitudes, ses valeurs, ses préférences. L'aide-soignant contribue à sa mise en œuvre en adaptant ses interventions à la singularité de chaque personne.

8. En quoi consiste l'aide à l'alimentation ?

L'aide à l'alimentation comprend la préparation de l'environnement (installation confortable, hygiène), l'aide à la prise des repas (couper, porter à la bouche) et l'observation de la manière dont la personne mange. Elle implique aussi une vigilance sur les régimes, les quantités, les éventuelles fausses routes, et le respect des rythmes.

9. Que signifie "individualiser l'accompagnement" ?

Cela consiste à adapter les soins et les gestes quotidiens à chaque personne, en tenant compte de son âge, son histoire, ses habitudes, ses préférences, sa culture et ses capacités. L'individualisation évite une prise en charge standardisée, et favorise une relation humaine, digne et respectueuse.

10. Pourquoi faut-il impliquer la personne dans les soins quotidiens ?

Impliquer la personne, c'est lui permettre de rester actrice de sa vie, de préserver son autonomie et son estime d'elle-même. Cela favorise aussi sa coopération, améliore la qualité de la relation soignant-soigné, et permet de mieux adapter les soins à ses attentes. C'est une démarche éthique et professionnelle.

11. Comment favoriser la communication avec une personne âgée désorientée ?

Utiliser un ton calme, des phrases simples, parler lentement et clairement. Se placer face à la personne, établir un contact visuel, et utiliser des repères temporels ou visuels. Il faut aussi faire preuve de patience, ne pas la brusquer, et valoriser chaque interaction positive.

12. Quelles sont les activités sociales à favoriser ?

Les activités sociales peuvent inclure les discussions, les jeux, les ateliers créatifs, la lecture, les sorties, ou encore les échanges familiaux. Elles sont essentielles pour lutter contre l'isolement, stimuler les fonctions cognitives, et renforcer le sentiment d'appartenance.

13. Que faire si une personne refuse de s'habiller ?

Il faut comprendre la cause du refus : douleur, trouble cognitif, volonté de rester au lit, pudeur... L'aide-soignant doit prendre le temps d'écouter, de rassurer, de proposer un autre moment ou d'adapter les vêtements. Le respect du consentement est fondamental, sauf urgence médicale.

14. Pourquoi l'installation au fauteuil est-elle importante ?

Elle permet de varier les positions, de prévenir les escarres, de stimuler l'autonomie et le moral. Une bonne installation favorise aussi la digestion et la respiration. L'aide-soignant doit veiller au confort, à la sécurité (appuis, coussins, freins) et à la bonne posture.

15. Comment respecter la pudeur d'un patient ?

En le couvrant pendant les soins, en fermant la porte ou le rideau, en le prévenant avant chaque geste, en limitant les regards extérieurs. Le respect de la pudeur est une composante du respect de la dignité et renforce la relation de confiance.

16. Quels sont les facteurs de perte d'autonomie ?

Ils peuvent être physiques (chutes, maladies), cognitifs (Alzheimer), psychologiques (dépression), environnementaux (logement inadapté), ou sociaux (isolement). L'aide-soignant doit les repérer pour adapter son accompagnement et prévenir l'aggravation.

17. Pourquoi stimuler les capacités restantes ?

Stimuler les capacités restantes permet de maintenir l'autonomie, l'estime de soi et de retarder la dépendance. Cela passe par de petites actions : encourager à se coiffer seul, à marcher quelques pas, à participer à la toilette... L'idée est de ne pas faire à la place, mais avec.

18. Que faire en cas de chute d'une personne ?

Ne pas relever la personne sans avoir vérifié son état. Appeler du renfort, sécuriser la zone, observer les signes de douleur ou de traumatisme. Rassurer la personne, prévenir l'infirmier ou le médecin, et remplir une fiche d'événement indésirable si nécessaire.

19. Quelle est la posture professionnelle face à une personne en difficulté sociale ?

Faire preuve d'écoute, de non-jugement, de discrétion. Repérer les signes de précarité, d'isolement, de maltraitance éventuelle. Orienter si besoin vers l'assistante sociale. L'aide-soignant ne résout pas seul ces situations mais joue un rôle de relais.

20. Quelle est l'importance du respect du rythme de la personne ?

Respecter son rythme évite la fatigue, favorise la coopération et montre du respect. Chaque personne a ses horaires naturels, ses habitudes de vie. L'aide-soignant doit s'y adapter autant que possible, même dans un cadre collectif, pour garantir un accompagnement digne et humain.

21. Qu'est-ce que l'adaptation de l'environnement au domicile ?

Adapter l'environnement consiste à sécuriser et organiser le logement pour préserver l'autonomie et éviter les accidents (chutes, brûlures, etc.). Cela inclut l'éclairage suffisant, la suppression des obstacles (tapis, fils), l'accessibilité des objets, ou encore l'installation d'équipements (barres d'appui, siège de douche). L'aide-soignant peut proposer des ajustements ou signaler les besoins à l'équipe ou à la famille.

22. Quel est le rôle de l'aide-soignant dans l'accompagnement des personnes handicapées ?

L'aide-soignant accompagne les actes essentiels en respectant le degré d'autonomie de la personne. Il s'adapte aux limitations fonctionnelles (mobilité, langage...), favorise l'autonomie, la communication, et valorise les capacités. Il veille aussi à ne pas infantiliser la personne et participe à son intégration sociale et affective dans la vie quotidienne.

23. En quoi consiste l'accompagnement relationnel ?

L'accompagnement relationnel repose sur l'écoute active, l'empathie, le respect et la présence. Il permet à la personne de s'exprimer, de se sentir reconnue et soutenue. C'est une dimension fondamentale du soin, surtout en gériatrie ou en fin de vie. Le rôle de l'aide-soignant est de créer un climat de confiance, sans jugement.

24. Pourquoi est-il important de respecter les habitudes culturelles et religieuses ?

Les habitudes culturelles influencent les repas, l'hygiène, les vêtements, les interactions sociales, ou encore la mort. Respecter ces habitudes favorise le bien-être, la coopération, et évite les malentendus ou la maltraitance. L'aide-soignant doit adapter ses soins, poser des questions avec délicatesse, et respecter les convictions.

25. Comment accompagner une personne souffrant de troubles cognitifs ?

Il faut simplifier les consignes, utiliser des repères (photos, objets familiers), rester calme, sécuriser l'environnement et établir des routines. L'aide-soignant doit éviter de confronter ou de contredire brutalement la personne, et toujours agir avec patience, bienveillance et adaptation.

26. Quelle est la place des aidants familiaux dans l'accompagnement ?

Les aidants familiaux sont souvent très investis et connaissent bien la personne. Ils peuvent transmettre des informations utiles, mais aussi être épuisés ou en difficulté. L'aide-soignant les écoute, les soutient, collabore avec eux tout en respectant la confidentialité et la distance professionnelle.

27. Comment évaluer les besoins fondamentaux d'une personne ?

On s'appuie sur l'observation, l'écoute et les grilles comme les 14 besoins de Virginia Henderson. On analyse l'alimentation, l'hygiène, l'élimination, la mobilité, le sommeil, la sécurité, la communication, etc. L'évaluation permet d'adapter les soins de manière personnalisée et évolutive.

28. Qu'est-ce que la bientraitance dans l'accompagnement

La bientraitance, c'est adopter une posture respectueuse, sécurisante et valorisante. Elle suppose de prendre en compte les désirs, le consentement, la dignité et les habitudes de vie de la personne. Elle implique aussi de savoir se remettre en question et de prévenir toute forme de maltraitance, même involontaire.

29. Comment gérer une situation d'agressivité d'une personne accompagnée ?

Il faut d'abord assurer sa propre sécurité et celle de la personne. Garder son calme, adopter une posture apaisante, éviter les gestes brusques ou les confrontations. Comprendre l'origine de l'agressivité (douleur, peur, frustration) et alerter l'équipe si nécessaire. La traçabilité de l'événement est essentielle.

30. Quelle posture adopter lors d'un soin intime ?

Préserver l'intimité, prévenir la personne avant chaque geste, la couvrir au maximum, et respecter ses réactions. Parler avec douceur, rester professionnel, éviter les gestes brusques ou les commentaires déplacés. Le respect du corps est fondamental dans la relation d'aide.

31. Comment favoriser la participation à un atelier collectif

Proposer l'activité avec enthousiasme, adapter aux capacités et envies de chacun, respecter les refus. Favoriser un cadre convivial, valoriser les réussites. L'objectif est de stimuler la sociabilité, les fonctions cognitives et la confiance en soi.

32. Pourquoi faut-il éviter l'infantilisation ?

L'infantilisation dévalorise, génère de la frustration et peut détériorer la relation soignant-soigné. Même si une personne perd certaines capacités, elle reste un adulte avec son histoire. L'aide-soignant doit s'adresser à elle avec respect, en la considérant comme un sujet à part entière.

33. Quelle est la différence entre toilette complète et toilette partielle ?

La toilette complète concerne tout le corps, souvent réalisée le matin, en lit ou à la salle de bain. La toilette partielle cible une zone précise : visage, mains, parties intimes, etc. Elle peut être faite plusieurs fois par jour. Le choix dépend de l'état de la personne, de ses habitudes, de son confort.

34. Comment accompagner un lever difficile ?

Observer les signes de douleur ou de fatigue, encourager doucement, fractionner les étapes (assis, pause, debout). Rassurer, expliquer chaque geste, et solliciter l'aide d'un collègue si besoin. Il ne faut jamais forcer, mais soutenir et adapter l'accompagnement.

35. Comment instaurer une relation de confiance avec la personne aidée ?

Par la régularité, la parole bienveillante, l'écoute sincère, le respect de l'intimité et la discrétion. Il faut aussi tenir ses promesses, respecter les horaires, et être cohérent dans ses attitudes. La relation de confiance est la base de toute intervention de qualité.

36. Que faire si la personne a honte de demander de l'aide

Lui montrer qu'elle peut compter sur vous, sans jugement. Valoriser ce qu'elle fait seule, normaliser ses difficultés. Utiliser l'humour avec délicatesse, proposer l'aide sans l'imposer. La honte est un frein qu'il faut lever avec humanité et tact.

37. Pourquoi l'alimentation est-elle un moment clé dusoin

C'est un moment de plaisir, de convivialité, mais aussi de soin : repérage de troubles, respect des régimes, évaluation de l'autonomie. Bien menée, elle favorise la santé physique, psychologique et relationnelle. Elle ne se limite pas à "nourrir", mais à prendre soin.

38. Comment réagir à une demande inhabituelle ou inappropriée ?

Écouter sans juger, évaluer le sens de la demande (besoin d'attention ? trouble cognitif ? souffrance ?). Expliquer calmement les limites, réorienter la personne vers une alternative adaptée. Si nécessaire, en parler à l'équipe ou au cadre.

39. Quelle est la place du toucher dans l'accompagnement

Le toucher, s'il est respectueux, rassurant et adapté, peut apporter du réconfort, créer du lien et apaiser. Il doit toujours être consenti, jamais intrusif. Un contact chaleureux peut valoir mille mots, surtout pour les personnes peu communicantes.

40. Comment soutenir une personne en fin de vie dans ses AVQ ?

Adapter les soins à ses capacités, la soulager, préserver sa dignité. L'accompagnement passe aussi par une présence discrète, un respect profond de ses choix, de son rythme et de son intimité. L'aide-soignant doit être un appui rassurant, humain et bienveillant.

41. Comment accompagner une personne dans son habillage ?

L'aide à l'habillage consiste à respecter les goûts, les habitudes et les capacités de la personne. On commence par le côté le plus faible si la personne est hémiplégique, et on retire en commençant par le côté valide. L'accompagnement vise à préserver l'autonomie : on propose des vêtements faciles à enfiler, on valorise la participation, et on veille à l'intimité et au confort.

42. Que faire en cas d'incontinence chez une personne âgée

L'incontinence doit être abordée sans jugement, en respectant la dignité de la personne. Il faut proposer des protections adaptées, favoriser l'accès aux toilettes, observer les habitudes mictionnelles et transmettre les informations à l'équipe. Il est essentiel de prévenir les risques cutanés et de préserver l'estime de soi.

43. Pourquoi est-il important de tenir compte de la douleur dans les AVQ ?

La douleur perturbe le sommeil, l'alimentation, la mobilité et l'humeur. Elle peut provoquer un repli, une perte d'autonomie ou de coopération. L'aide-soignant doit observer les signes, questionner la personne, utiliser des échelles si besoin, et transmettre. Adapter les soins à la douleur améliore le confort et la qualité de vie.

44. Comment gérer une personne très dépendante sans la frustrer ?

Il faut maintenir un climat de respect et de valorisation, même si la personne ne peut rien faire seule. On peut la solliciter pour de petites actions symboliques, maintenir la parole, le regard, l'écoute. Il est important de ne pas aller trop vite, d'expliquer les gestes, et de garder une posture digne et humaine.

45. Que faire si la personne veut participer mais fait mal ou lentement ?

Laisser faire dans la mesure du possible, accompagner sans juger. La rapidité n'est pas l'objectif : c'est la participation qui compte. Si le geste devient dangereux ou inefficace, on peut proposer de l'aide, ou de le terminer ensemble. L'essentiel est de maintenir la motivation.

46. Quelles sont les limites de l'aide apportée par l'aide-soignant dans les AVQ ?

L'aide-soignant accompagne, stimule, réalise certains soins, mais ne remplace pas l'infirmier (médicaments, pansements complexes...). Il doit aussi respecter la volonté de la personne, sa pudeur, ses refus, tant qu'il n'y a pas de danger. Il s'inscrit dans une équipe et ne travaille jamais seul.

47. Comment prévenir l'ennui chez une personne dépendante ?

L'ennui est un facteur de dépression, de repli sur soi et de perte cognitive. L'aide-soignant peut proposer des échanges verbaux, des petites activités adaptées (jeux, promenades, photos), ou stimuler les interactions sociales. Le maintien des rituels est aussi un excellent repère.

48. Que signifie “respecter le consentement éclairé” dans les soins ?

C’est informer la personne de ce qu’on va faire, pourquoi, comment, et attendre son accord. Le consentement n’est valable que si la personne comprend l’enjeu. Même dépendante, elle garde ses droits. Forcer ou imposer un soin est une atteinte à sa dignité, sauf urgence vitale.

49. Comment accompagner une personne qui a honte de sa dépendance ?

L’écoute bienveillante, la valorisation des capacités restantes, et le respect de la pudeur sont essentiels. Il faut éviter tout jugement ou attitude infantilisante. Parler de manière simple, mais digne, et instaurer une relation de confiance contribue à restaurer l’estime de soi.

50. Pourquoi est-il utile de garder les mêmes intervenants auprès d’une personne fragile ?

La régularité permet de créer une relation de confiance, de mieux connaître les habitudes, les signes inhabituels et d’apporter une continuité dans la qualité des soins. Cela diminue le stress de la personne, notamment en cas de troubles cognitifs. Cela favorise aussi une meilleure communication non verbale.

51. Comment accompagner les AVQ d'un patient en fauteuil roulant ?

Il faut adapter l'environnement (accès, hauteur), respecter le rythme, et encourager les gestes que la personne peut encore faire. Lors des transferts, utiliser les techniques d'ergonomie. Les soins doivent préserver l'intégrité de la peau, prévenir les escarres, et favoriser l'autonomie maximale.

52. Pourquoi faut-il éviter de tout faire à la place de la personne ?

Faire à la place de la personne entraîne une perte de capacités, d'estime de soi et peut générer un sentiment d'inutilité. Le rôle de l'aide-soignant est de stimuler, pas de remplacer. Il faut toujours laisser la personne faire ce qu'elle peut encore faire, même partiellement.

53. Que signifie "rythme biologique" ?

Le rythme biologique est l'organisation naturelle des fonctions de l'organisme (sommeil, faim, vigilance...). Le respecter, c'est éviter de réveiller une personne pour une toilette ou de lui imposer des horaires qui ne correspondent pas à ses besoins. Cela contribue à son confort et à sa santé globale.

54. Quels sont les signes d'alerte à surveiller pendant les AVQ ?

Changements de comportement, fatigue anormale, refus de soin inhabituel, douleur exprimée ou mimique de douleur, chute, difficulté à avaler, modifications de la peau, des urines ou des selles… L'aide-soignant doit observer, noter, et transmettre à l'infirmier.

55. Comment respecter les préférences alimentaires d'une personne ?

Il faut connaître ses goûts, habitudes culturelles ou religieuses, vérifier les régimes prescrits. Même en cas de régime, on peut chercher des équivalents qui respectent ses choix. Forcer quelqu'un à manger un aliment qu'il déteste nuit à la relation de soin et à l'appétit.

56. Pourquoi adapter les AVQ à l'âge de la personne ?

Les capacités physiques, les besoins, les rythmes changent avec l'âge. Une personne âgée aura besoin de plus de temps, de gestes plus doux, d'un encadrement renforcé. Adapter, c'est éviter la sur-stimulation, le stress, et favoriser la qualité du soin.

57. Comment accompagner une personne ayant des troubles du comportement ?

Observer les déclencheurs, ne pas réagir par la confrontation, rester calme et cohérent. Utiliser des repères, maintenir des routines. L'équipe pluridisciplinaire doit être mobilisée. L'aide-soignant doit être en soutien, sans se mettre en danger.

58. Quelle est la différence entre aide et assistance ?

L'aide implique une participation de la personne : elle fait avec vous. L'assistance, elle, remplace la personne dans l'acte. L'aide favorise l'autonomie, l'assistance répond à une incapacité totale. L'aide-soignant vise à apporter de l'aide, pas systématiquement de l'assistance.

59. Que faire si une personne refuse un soin d'hygiène ?

Essayer de comprendre : pudeur, fatigue, dépression, peur ? Ne pas forcer. Proposer un autre moment, expliquer l'importance du soin, chercher à établir une relation de confiance. Si le refus persiste, informer l'équipe et inscrire l'événement dans le dossier.

60. Comment adapter les soins aux personnes présentant une déficience sensorielle ?

Parler distinctement à une personne malentendante, utiliser l'écrit ou le toucher si besoin. Pour les personnes malvoyantes, décrire les gestes, sécuriser l'environnement. Le respect, la patience et l'adaptation sont les clés pour compenser les limitations tout en préservant l'autonomie.

61. Comment accompagner une personne en situation d'obésité dans ses AVQ ?

Il faut adopter une posture bienveillante et respectueuse, sans jugement. Adapter les soins à la morphologie, prévoir les aides techniques nécessaires (lève-personne, lit adapté), éviter les gestes brusques et préserver la dignité. Il est également essentiel d'assurer le confort et de prévenir les risques (escarres, essoufflement, douleurs articulaires).

62. Pourquoi faut-il favoriser la continuité des rituels quotidiens ?

Les rituels donnent des repères temporels et affectifs, surtout chez les personnes âgées ou désorientées. Maintenir les horaires, les habitudes (boisson chaude au réveil, ordre des soins...) sécurise la personne et renforce le sentiment de maîtrise sur sa vie. Cela réduit aussi l'anxiété et les comportements d'opposition.

63. En quoi consiste la stimulation cognitive dans les AVQ

La stimulation cognitive peut passer par de simples échanges, des rappels de date, des choix à faire (vêtement, repas), ou des jeux adaptés. L'idée est de solliciter la mémoire, l'orientation, la concentration de façon douce et intégrée au quotidien. Cela favorise le maintien des capacités intellectuelles et la confiance en soi.

64. Que faire si une personne fait preuve de repli social ?

Lui proposer des interactions simples et non invasives, créer un lien de confiance progressivement, valoriser ses interventions. Éviter de forcer les activités collectives. Identifier les causes (dépression, deuil, peur, incompréhension) et en parler à l'équipe pour ajuster l'accompagnement.

65. Comment intégrer la notion de plaisir dans les AVQ ?

Le plaisir peut être réintroduit par des soins réalisés dans le calme, en musique, en respectant les préférences de la personne (gel douche parfumé, habits favoris, repas appréciés). Il s'agit de transformer des gestes routiniers en moments agréables, porteurs de bien-être.

66. Qu'est-ce qu'une aide technique ? Donne des exemples.

Une aide technique est un outil ou un dispositif facilitant l'autonomie : canne, déambulateur, barre d'appui, fauteuil roulant, lève-personne, rehausseur de WC, couverts ergonomiques. L'aide-soignant doit savoir les utiliser correctement, et encourager la personne à les utiliser si cela l'aide à rester autonome.

67. Quelle attitude adopter face à un refus de collaboration répété ?

Il faut rester patient, questionner sans juger, reformuler les besoins de la personne, proposer à un autre moment. Ne pas s'acharner, mais transmettre à l'équipe pour une prise en charge globale. Le refus peut être un mode d'expression d'une souffrance ou d'un besoin mal compris.

68. Comment préserver la relation de confiance avec une personne anxieuse ?

Créer une routine rassurante, expliquer chaque geste, valoriser les efforts. L'aide-soignant doit se montrer calme, disponible, et respecter les besoins d'écoute. La stabilité des intervenants, le ton de la voix et la douceur des gestes sont essentiels pour apaiser l'anxiété.

69. Qu'est-ce qu'un acte de la vie sociale ?

Ce sont les activités permettant l'interaction avec les autres et la participation à la vie en société : discuter, se rendre à un rendez-vous, faire des courses, assister à des événements. L'aide-soignant soutient cette dimension en favorisant les sorties, les échanges, et le maintien du lien social.

70. Pourquoi faut-il préserver la liberté de choix dans les AVQ ?

Respecter les choix (tenue, moment du soin, rythme) valorise la personne, maintient son identité et évite le sentiment d'impuissance. Même dans un cadre institutionnel, l'aide-soignant doit proposer plutôt qu'imposer, pour renforcer le pouvoir d'agir de la personne.

71. Comment accompagner un réveil difficile ?

Respecter le rythme, parler doucement, ouvrir progressivement les volets, éviter les gestes brusques. Proposer un moment agréable (boisson chaude, toilette partielle). Un réveil bienveillant conditionne la qualité de la journée. L'objectif est de démarrer dans la douceur et la sécurité.

72. Qu'est-ce que la posture de bientraitance dans les AVQ

C'est adopter une attitude attentive, respectueuse, individualisée. Cela implique de respecter la pudeur, de maintenir l'autonomie, d'être à l'écoute des besoins exprimés ou non. C'est un état d'esprit qui guide tous les gestes du soin, même les plus simples.

73. Pourquoi l'alternance des positions est-elle importante ?

Elle prévient les escarres, améliore la circulation sanguine, le confort et l'état général. Une personne alitée doit être changée de position régulièrement (toutes les 2 à 4 heures), selon son état. L'aide-soignant suit un protocole et utilise les coussins de positionnement si besoin.

74. Quelle est l'importance de l'environnement sonore pendant les AVQ ?

Un environnement calme favorise la concentration, le confort et diminue l'anxiété. Le bruit excessif peut aggraver la désorientation, le stress ou l'agressivité. L'aide-soignant veille à ne pas parler fort, à limiter les alarmes, et à favoriser une ambiance apaisante.

75. Que faire si une personne veut accomplir seule une tâche qu'elle ne maîtrise pas ?

Laisser essayer si cela ne présente pas de danger, proposer un accompagnement partiel, sécuriser la tâche. Valoriser l'effort même si le résultat n'est pas parfait. L'autonomie passe aussi par l'expérimentation, et l'échec fait partie du processus.

76. Comment préserver l'intimité dans un espace collectif

Utiliser des paravents, fermer la porte, couvrir la personne pendant les soins, prévenir les collègues avant d'entrer. L'intimité est un droit, même en EHPAD ou en hôpital. L'aide-soignant doit être attentif aux regards, aux bruits, et aux gestes intrusifs.

77. Pourquoi les moments de repas doivent-ils être conviviaux ?

Le repas est un temps social, sensoriel et affectif. Une ambiance agréable (table bien dressée, conversation, musique douce) favorise l'appétit et le lien social. Cela donne un sens au moment, et transforme une nécessité biologique en moment de plaisir partagé.

78. Quelle posture adopter lors de l'accompagnement à l'élimination ?

Préserver l'intimité, rassurer, utiliser des termes simples et respectueux, ne pas montrer de gêne. Observer l'aspect des urines/selles, prévenir l'infirmier en cas d'anomalie. L'aide-soignant doit faire preuve de discrétion et de professionnalisme, sans banaliser l'acte.

79. Que faire si une personne manifeste de la tristesse ou du chagrin pendant une AVQ ?

Accueillir l'émotion, proposer un temps d'écoute, rester présent sans minimiser ce qu'elle ressent. Il ne s'agit pas de "régler" le problème mais d'accompagner avec empathie. En parler à l'équipe permet un suivi plus global, notamment si la tristesse persiste.

80. Comment adapter les AVQ dans une situation de fin de vie ?

Limiter les gestes au strict nécessaire, prioriser le confort, la douceur et le respect du rythme. Préserver la dignité (bouche propre, vêtements décents, ambiance calme). Éviter la surstimulation, respecter les volontés de la personne et de la famille. Chaque geste devient un soin relationnel à part entière.

81. Comment adapter les AVQ chez une personne atteinte de la maladie d'Alzheimer ?

Utiliser des gestes simples, des phrases courtes, un ton rassurant. Proposer des repères visuels (photos, pictogrammes), instaurer des routines. Éviter la précipitation ou la confrontation. L'aide-soignant doit valoriser les capacités restantes et s'adapter aux fluctuations cognitives.

82. Pourquoi est-il important d'impliquer la personne dans l'entretien de son espace de vie ?

Cela maintient l'autonomie, la valorisation et le sentiment d'utilité. Même de petits gestes (ranger, plier du linge) renforcent la participation active. Cela permet aussi d'adapter le cadre de vie à ses habitudes et de favoriser l'estime de soi.

83. Comment l'aide-soignant peut-il encourager la reprise d'une activité abandonnée ?

En dialoguant pour comprendre les freins (peur, fatigue, dépression), en valorisant les bénéfices, en proposant un accompagnement progressif. Il peut aussi impliquer la famille, utiliser des souvenirs positifs liés à l'activité, et proposer un cadre rassurant.

84. Quelle posture adopter face à une personne exigeante ou méfiante ?

Écouter sans juger, reconnaître les besoins exprimés, poser des limites claires avec respect. Il est important de ne pas entrer dans le conflit, de rester constant et professionnel. La confiance se construit dans la régularité, la transparence et la cohérence des gestes.

85. Que signifie "respecter le rythme biologique du sommeil" ?

C'est respecter les horaires naturels de coucher/réveil de la personne. Ne pas réveiller inutilement pour des soins, éviter le bruit et la lumière en soirée. Favoriser les rituels d'endormissement, limiter les siestes excessives en journée. Le sommeil est essentiel à la santé et à l'équilibre psychique.

86. Comment accompagner une personne en perte d'appétit ?

Proposer de petites quantités, des aliments préférés, adapter les textures, respecter les goûts. Créer un moment agréable, calme, sans stress. Observer les signes d'un trouble sous-jacent (dépression, maladie, douleur) et transmettre à l'équipe si besoin.

87. Pourquoi est-il essentiel de favoriser le libre choix dans les soins du quotidien ?

Donner le choix (vêtement, heure du bain, assaisonnement...) renforce la dignité, l'implication et la coopération. Cela permet à la personne de se sentir acteur de sa vie, malgré la dépendance. Le libre choix est un droit fondamental à respecter.

88. Que faire si une personne change soudainement de comportement pendant une AVQ ?

Rester calme, arrêter l'acte si nécessaire, observer les signes (douleur, malaise, peur), en parler à l'équipe. Ce changement peut révéler un problème physique ou psychologique. Il ne faut jamais banaliser un comportement inhabituel.

89. Comment l'aide-soignant peut-il favoriser l'expression des besoins non verbaux ?

En observant les mimiques, les gestes, les comportements inhabituels. En posant des questions simples, en montrant des objets ou des images, en utilisant le toucher ou les regards. L'écoute active passe aussi par les signaux non verbaux.

90. Comment gérer l'accompagnement lors d'un transfert (lit-fauteuil, lit-brancard) ?

Sécuriser l'espace, utiliser les freins, mobiliser la personne selon ses capacités. Appliquer les règles d'ergonomie, verbaliser chaque étape, utiliser les aides techniques si nécessaire. Le transfert doit être fluide, rassurant et sans danger pour le soignant et la personne.

91. Quelle est l'utilité du repérage des signes de dénutrition ?

La dénutrition entraîne une perte de poids, une fatigue, un risque accru d'infection ou d'escarres. Elle se repère par une baisse d'appétit, une fonte musculaire, des vêtements devenus trop grands. L'aide-soignant doit alerter rapidement l'équipe soignante.

92. Pourquoi faut-il connaître l'histoire de vie d'une personne ?

L'histoire de vie aide à comprendre les comportements, les besoins, les repères affectifs ou culturels. Elle permet d'adapter les soins et de construire une relation personnalisée. Cela humanise la relation d'aide et renforce la qualité du lien.

93. Qu'est-ce qu'une activité occupationnelle ?

C'est une activité qui permet à la personne de s'occuper de manière utile, agréable ou créative : jardinage, tricot, lecture, musique, jeux... Elle stimule les fonctions cognitives, sociales et motrices. L'aide-soignant peut en proposer selon les goûts de la personne.

94. Comment accompagner une personne en situation de grande précarité ?

Avec respect, sans jugement, en assurant les besoins de base (hygiène, alimentation, sécurité). L'écoute est centrale, tout comme la mise en lien avec des professionnels sociaux. Il faut accompagner sans imposer, et valoriser les forces de la personne.

95. Que faire si une personne a des troubles du langage ?

Utiliser des gestes, des images, reformuler simplement, favoriser le contact visuel. Laisser le temps de s'exprimer, ne pas finir ses phrases à sa place. Chaque tentative d'expression doit être accueillie positivement pour renforcer la confiance.

96. Pourquoi est-il important de noter les modifications observées pendant les AVQ ?

Parce que l'aide-soignant est souvent le premier à repérer un changement d'état : douleur, fatigue, confusion, refus d'aliment... Ces observations permettent une prise en charge précoce et adaptée. Elles doivent être transmises avec précision à l'équipe.

97. Comment encourager une personne à se mobiliser ?

En valorisant les efforts, en adaptant les objectifs à ses capacités, en proposant des exercices simples (se lever, faire quelques pas). Utiliser les aides techniques, rendre l'environnement motivant. La mobilisation est essentielle pour prévenir la dépendance.

98. Quelle est l'importance de l'écoute active dans les AVQ

Elle permet de comprendre ce que la personne ne dit pas toujours directement : douleur, peur, inconfort. Elle renforce la relation de confiance, valorise la personne et permet d'adapter les soins. L'écoute active repose sur l'attention, les silences, les reformulations.

99. Comment gérer les AVQ en présence d'un proche envahissant ?

Rester professionnel, garder la personne au centre du soin, poser des limites claires et respectueuses. Impliquer le proche dans certaines tâches si c'est souhaité, mais sans nuire à l'intimité ni à l'efficacité du soin. La communication est clé.

100. En quoi les AVQ peuvent-elles devenir des moments relationnels forts ?

Parce qu'elles sont répétées, intimes et impliquent un contact humain direct. Elles permettent de parler, d'écouter, de rassurer, de créer du lien. Un soin bienveillant, respectueux et individualisé transforme un acte technique en moment de rencontre et de dignité.

FICHE 1 – Comprendre l'accompagnement des AVQ : définitions clés et posture professionnelle

Définitions essentielles

- **AVQ** : activités de la vie quotidienne (toilette, habillage, repas, mobilité, élimination…)
- **Autonomie** : capacité à effectuer seul les actes du quotidien
- **Dépendance** : besoin d'aide pour accomplir ces actes
- **Projet de vie** : document personnalisé définissant les besoins, choix, valeurs et habitudes de la personne

Objectifs de l'aide-soignant

- Maintenir l'autonomie autant que possible
- Respecter les habitudes et les rythmes de la personne
- Accompagner sans faire à la place
- Adapter les gestes à l'état de santé et aux capacités

Posture professionnelle

- Écoute active, bienveillance, non-jugement
- Respect du consentement et de l'intimité
- Communication claire, gestes doux et rassurants

- Observations cliniques transmises à l’équipe

FICHE 2 – Aider à se lever, se déplacer, s'habiller : principes et sécurité

Lever et mobilisation

- Évaluer les capacités (équilibre, tonicité, douleur)
- Respecter l'ergonomie : lit à bonne hauteur, freins activés, pas de gestes brusques
- Guider verbalement et physiquement
- Encourager la participation active

Habillage / Déshabillage

- Respecter les goûts et habitudes
- Commencer par le côté paralysé à l'habillage, finir par ce côté au déshabillage
- Favoriser les vêtements simples et adaptés
- Préserver l'intimité : gestes doux, couverture partielle

Déplacement et sécurité

- Utilisation des aides techniques (déambulateur, fauteuil)
- Sécurisation de l'environnement (tapis, lumière, mobilier)
- Surveillance lors des transferts (lit-fauteuil, toilette-fauteuil)

- Prévention des chutes : chaussures fermées, aide verbale

FICHE 3 – Hygiène, alimentation, élimination : accompagner dans la dignité

Toilette

- Respecter la pudeur, du propre vers le sale
- Observer la peau (rougeur, sécheresse, escarres)
- Utiliser le matériel adapté, maintenir une température agréable
- Favoriser l'autonomie (lavage du visage, des dents...)

Alimentation

- Créer un cadre agréable et calme
- Respecter les goûts, textures, régimes
- Observer les signes de fausse route, de dénutrition
- Encourager la personne à manger seule autant que possible

Élimination

- Intimité, discrétion et respect du corps
- Observer les urines/selles (couleur, fréquence, odeur)
- Prévention des infections urinaires et de la constipation
- Accompagner sans gêne ni jugement

FICHE 4 – Prendre soin du lien social et du bien-être global

Vie sociale

- Encourager les interactions, les activités collectives, les échanges familiaux
- Prévenir l'isolement, le repli sur soi
- Adapter les activités à la personne : jeux, lecture, promenade, musique

Respect des habitudes de vie

- Rythmes personnels (sommeil, repas, soins)
- Repères affectifs, culturels et religieux
- Respect des choix vestimentaires, alimentaires et quotidiens

Plaisir et qualité de vie

- Soins dans le confort, en douceur
- Éveil des sens (parfums, goûts, musique...)
- Préservation de la dignité, valorisation de l'identité
- Moments de plaisir partagés = soin relationnel

FICHE 5 – Adapter l’accompagnement selon les publics et les situations

Personnes âgées

- Ralentir le rythme, surveiller les signes de douleur ou de confusion
- Stimuler sans épuiser
- Prévenir les chutes, les escarres, la déshydratation

Personnes handicapées ou dépendantes

- Adapter les gestes aux capacités fonctionnelles
- Utiliser les aides techniques
- Favoriser l’autonomie dans les limites sécuritaires

Personnes désorientées ou en fin de vie

- Maintenir des repères visuels et temporels
- Simplifier les consignes, instaurer une routine
- Accompagner dans la douceur, préserver la dignité
- Prioriser le confort et le lien humain

État clinique d’une personne

1. Qu’est-ce que l’état clinique d’une personne ?

L’état clinique désigne l’ensemble des signes observables et des données mesurables qui reflètent la santé d’une personne. Il inclut les constantes vitales (température, pouls, respiration, tension artérielle), l’apparence générale (coloration, comportement, état de conscience) et les symptômes rapportés. L’aide-soignant observe et transmet ces données à l’équipe médicale.

2. Quels sont les signes vitaux à surveiller ?

Les principaux signes vitaux sont : la température corporelle, le rythme respiratoire, le pouls (fréquence cardiaque), la tension artérielle, et parfois la saturation en oxygène. Ces paramètres permettent de détecter rapidement une décompensation, une infection ou un trouble aigu. L’aide-soignant les surveille selon les protocoles de l’établissement.

3. Comment observer l’état de conscience d’une personne

On évalue si la personne est éveillée, alerte, orientée (dans le temps, l’espace, les personnes), ou si elle présente une confusion, une somnolence, voire une perte de connaissance. Le score de Glasgow est parfois utilisé par les professionnels de santé. L’aide-soignant note les réponses verbales, les mouvements et la réactivité.

4. Quels sont les signes d'une déshydratation ?

Les signes peuvent inclure une soif intense, une bouche sèche, une peau moins élastique, une fatigue, des urines foncées et peu abondantes, une confusion ou une baisse de tension. Chez les personnes âgées, ces signes peuvent être discrets. Il est essentiel d'assurer une hydratation régulière et de signaler tout changement.

5. Comment repérer une douleur chez une personne non communicante ?

Observer les mimiques, les gémissements, les crispations, les changements de posture, d'appétit ou de comportement. Certaines grilles d'évaluation existent (Doloplus, Algoplus). L'aide-soignant doit être attentif aux signes indirects et en parler à l'équipe soignante sans délai.

6. Que signifie "dyspnée" ?

La dyspnée est une gêne respiratoire, une sensation de manque d'air. Elle peut être légère (essoufflement à l'effort) ou sévère (au repos). Elle s'observe par une respiration rapide, superficielle, des mouvements thoraciques importants, une anxiété. Elle doit être signalée rapidement à l'infirmier ou au médecin.

7. Quels sont les signes d'une hypoglycémie ?

Transpiration, tremblements, pâleur, sensation de faim, vertiges, confusion, troubles du comportement, voire perte de connaissance. Elle peut survenir chez les diabétiques traités, notamment à jeun ou après un effort. Un resucrage rapide est nécessaire si la personne est consciente.

8. Qu'est-ce qu'une fièvre ?

On parle de fièvre lorsque la température corporelle dépasse 38°C. Elle est le signe d'une infection ou d'une inflammation. Elle peut s'accompagner de frissons, de maux de tête, de fatigue, de courbatures. L'aide-soignant surveille l'évolution et les autres signes associés.

9. Comment mesurer la température ?

Elle peut être prise par voie buccale, axillaire, auriculaire ou rectale (plus précise). Le choix dépend de l'âge, de l'état de la personne et du matériel disponible. Il faut respecter les règles d'hygiène, noter l'heure et la méthode, et transmettre la valeur relevée.

10. Quels sont les signes d'un trouble de la conscience ?

Somnolence anormale, confusion, désorientation, ralentissement des réponses, incohérence, perte de connaissance, absence de réaction aux stimulations. Ces signes nécessitent une surveillance rapprochée et une alerte immédiate de l'équipe médicale.

11. Que signifie "cyanose" et que révèle-t-elle ?

La cyanose est une coloration bleutée de la peau, surtout visible aux lèvres, aux doigts ou au visage. Elle indique un manque d'oxygène dans le sang. C'est un signe grave d'insuffisance respiratoire ou circulatoire, qui nécessite une prise en charge rapide.

12. Comment repérer une personne en état de choc ?

Peau pâle, moite, froide ; pouls rapide et filant ; tension basse ; agitation ou confusion ; respiration rapide. L'état de choc est une urgence vitale. Il faut alerter immédiatement l'infirmier, allonger la personne si possible, et surveiller les constantes.

13. Pourquoi observer la coloration de la peau ?

Une peau pâle peut indiquer une anémie ou un choc. Une peau rouge peut signaler de la fièvre ou une inflammation. Une coloration jaune (ictère) évoque un trouble hépatique. La surveillance régulière permet de repérer rapidement un changement d'état.

14. Quels sont les signes d'une infection ?

Fièvre, rougeur, douleur, gonflement, écoulement purulent, fatigue, altération de l'état général. L'aide-soignant doit être attentif à toute plaie ou zone inflammatoire, aux urines odorantes ou troubles, et à l'état mental qui peut être altéré en cas d'infection.

15. Comment observer la respiration ?

On regarde le rythme (lent, rapide), la régularité, l'amplitude (superficielle ou profonde), les bruits respiratoires (sifflements, ronflements), et l'utilisation des muscles accessoires. Toute modification doit être transmise rapidement.

16. Quelle est la fréquence respiratoire normale chez l'adulte ?

Entre 12 et 20 mouvements par minute au repos. Une respiration au-dessus (tachypnée) ou en dessous (bradypnée) doit alerter, surtout si elle s'accompagne d'un autre signe clinique (dyspnée, cyanose...).

17. Qu'est-ce qu'un œdème ?

C'est une accumulation anormale de liquide dans les tissus, visible par un gonflement, souvent au niveau des jambes ou du visage. Il peut être lié à une insuffisance cardiaque, rénale ou veineuse. Il faut noter la localisation, la symétrie et la consistance.

18. Comment repérer une chute de tension artérielle ?

Fatigue, étourdissements, vision floue, nausées, parfois chute ou malaise. La tension artérielle doit être mesurée régulièrement. Une hypotension peut nécessiter un avis médical rapide, surtout chez une personne âgée ou polymédiquée.

19. Quels sont les signes d'un AVC à repérer ?

Déformation du visage, faiblesse ou paralysie d'un membre, trouble de la parole, confusion, perte d'équilibre. Le repérage rapide est vital : chaque minute compte. Il faut alerter immédiatement les secours (15) ou le service médical d'urgence interne.

20. Pourquoi faut-il transmettre ses observations même si on n'est pas sûr ?

Parce que l'aide-soignant est souvent le premier à repérer un signe subtil ou inhabituel. Même un doute peut permettre une prise en charge précoce. Il est préférable de signaler un faux-positif que de laisser passer un vrai problème non détecté.

21. Que signifie "bruit anormal à la respiration" et que faire

Un bruit anormal peut être un sifflement (asthme), un râle (infection), ou une respiration bruyante (obstruction). Ces bruits indiquent une gêne respiratoire. L'aide-soignant ne pose pas de diagnostic, mais alerte rapidement l'infirmier, surtout si la personne est en détresse.

22. Comment repérer une dépression chez une personne âgée ?

Elle peut se manifester par une tristesse, un repli sur soi, des troubles du sommeil ou de l'alimentation, une perte d'intérêt, voire des plaintes somatiques. Ce n'est pas une fatalité liée à l'âge. L'aide-soignant doit observer et transmettre à l'équipe pour une prise en charge adaptée.

23. Quelle est l'importance du poids dans l'état clinique ?

Une perte de poids rapide peut révéler une pathologie (cancer, dénutrition, diabète non équilibré). Une prise de poids soudaine peut signaler une rétention d'eau ou un déséquilibre métabolique. Le suivi régulier permet une alerte rapide et une adaptation des soins.

24. Que faire si une personne dit qu'elle a "mal partout" sans précision ?

Ne pas minimiser, poser des questions : où, quand, depuis combien de temps, comment ? Observer les expressions faciales, les gestes. Même sans diagnostic, l'écoute et la transmission à l'équipe permettent une prise en charge plus fine.

25. Pourquoi est-il important de comparer les constantes vitales à l'état habituel ?

Un chiffre "dans les normes" peut être anormal pour une personne si cela diffère de son état de base. Par exemple, une tension de 11/6 peut être basse si la personne est habituellement à 14/8. Le suivi personnalisé permet de mieux détecter les anomalies.

26. Que signifie une saturation en oxygène inférieure à 90 % ?

Cela signifie une hypoxie (manque d'oxygène dans le sang), ce qui est préoccupant. Elle peut être due à une insuffisance respiratoire ou une pathologie aiguë (infection, embolie...). L'alerte doit être immédiate si ce taux est mesuré.

27. Quels sont les signes visibles d'un état de fatigue important ?

Yeux cernés, posture affaissée, difficultés à se lever, somnolence, essoufflement à l'effort, lenteur d'élocution. Il faut évaluer si cette fatigue est passagère ou persistante, et transmettre si elle impacte les AVQ.

28. Comment repérer une fièvre sans thermomètre ?

Peau chaude au toucher, rougeurs, frissons, sueurs, fatigue inhabituelle, sensation de malaise. L'observation et l'interrogation du patient permettent de suspecter une élévation de la température même sans mesure.

29. Quelle est la fréquence cardiaque normale chez l'adulte

Entre 60 et 100 battements par minute. En dessous, on parle de bradycardie ; au-dessus, de tachycardie. Ces extrêmes doivent être surveillés et signalés, surtout s'ils s'accompagnent d'un malaise, d'une douleur ou d'un essoufflement.

30. Que signifie "pouls filant" ?

Un pouls filant est rapide, faible, difficile à percevoir. Il peut être le signe d'un état de choc ou d'une hémorragie. Ce signe est une urgence : il faut alerter immédiatement l'équipe soignante.

31. Comment observer une personne qui chute sans témoin

On examine les traces de choc, douleurs exprimées, rougeurs, hématomes, asymétries corporelles. Observer les membres, le visage, le comportement. Demander ce que la personne ressent. Tout changement doit être noté et transmis.

32. Pourquoi faut-il surveiller l'état cutané ?

La peau reflète l'état général : pâleur, rougeurs, sécheresse, hématomes, escarres, ictère... Une peau fragile peut se rompre rapidement. L'aide-soignant observe lors de la toilette ou des changes et signale toute anomalie.

33. Quels sont les signes d'agitation à prendre en compte

Mouvements incessants, propos incohérents, agressivité, insomnie, refus de soins. L'agitation peut traduire une douleur, une confusion, un trouble psychiatrique ou une réaction à un médicament. Il faut l'observer, tenter de rassurer et transmettre à l'équipe.

34. Comment repérer une rétention urinaire ?

Plénitude abdominale, douleurs, agitation, absence de miction, fuite urinaire paradoxale. Cela nécessite une évaluation rapide par une infirmière ou un médecin, car la vessie peut être trop pleine et douloureuse.

35. Que faire si une personne présente des vomissements soudains ?

Surélever la tête, protéger les voies respiratoires, rassurer la personne, nettoyer rapidement, observer l'aspect (alimentaire, bilieux, sanglant...). Ne pas donner à boire ou manger sans avis médical. Transmettre immédiatement.

36. Que signifie un changement brutal de comportement ?

Cela peut indiquer un trouble neurologique, une confusion, une douleur intense, une souffrance psychique ou une intoxication. Il est toujours anormal et doit être signalé, même s'il est transitoire.

37. Comment différencier fatigue normale et pathologique

La fatigue normale disparaît avec le repos. Si elle est permanente, inexpliquée, empêche les activités habituelles ou s'accompagne d'autres signes (perte de poids, douleurs...), elle doit être signalée comme un indicateur clinique anormal.

38. Que signifie "diminution de l'appétit" dans l'état clinique ?

C'est un signal d'alerte. Elle peut révéler une pathologie digestive, une infection, une dépression, ou une douleur. L'aide-soignant note les repas non terminés, les refus d'aliments et transmet à l'infirmier.

39. Pourquoi est-il important de respecter les protocoles de mesure (TA, T°, etc.) ?

Une mesure mal faite peut conduire à une mauvaise décision médicale. Position du bras, temps de repos, matériel propre... Tout compte. L'aide-soignant doit maîtriser les bonnes pratiques pour fournir des données fiables.

40. Quel comportement adopter si un signe est inquiétant mais la personne dit que "ça va" ?

Ne pas ignorer le signe : observer, noter, transmettre. Le déni ou la minimisation peuvent masquer une urgence. L'aide-soignant respecte la parole du patient, mais doit aussi agir selon son rôle d'alerte.

41. Que signifie "anorexie" dans un contexte médical ?

L'anorexie désigne la perte ou l'absence d'appétit. Elle peut être passagère (stress, infection) ou persistante (pathologie grave, dépression, effets secondaires d'un traitement). L'aide-soignant doit observer les quantités consommées, l'évolution du poids, et transmettre à l'équipe.

42. Quels sont les signes d'un début d'escarre ?

Rougeur persistante, peau chaude, induration, douleur locale, surtout sur les zones d'appui (talons, sacrum, omoplates). À ce stade, l'escarre est réversible si on change régulièrement de position et qu'on utilise les dispositifs de prévention (matelas à air, coussins...).

43. Quelle est la conduite à tenir en cas de perte de connaissance ?

Mettre la personne en sécurité (position latérale si inconsciente et respiration conservée), vérifier la respiration, alerter immédiatement. Ne pas la secouer ni lui donner à boire. Noter l'heure et la durée de l'épisode pour l'équipe médicale.

44. Comment repérer une constipation ?

Absence de selles depuis plusieurs jours, ballonnements, douleurs abdominales, gêne à l'élimination, selles dures et peu fréquentes. L'aide-soignant doit interroger la personne, observer les selles si possible, et alerter l'équipe.

45. Que signifie "malaise vagal" ?

C'est une chute de tension liée à un ralentissement du cœur, souvent provoquée par une émotion, la douleur ou un lever brutal. Il se manifeste par des sueurs, des nausées, des vertiges et parfois une perte de connaissance brève. Il faut allonger la personne, surélever les jambes et rassurer.

46. Quelle est la différence entre signes subjectifs et signes objectifs ?

Les signes **subjectifs** sont ressentis par la personne (douleur, fatigue, nausée). Les signes **objectifs** sont observés par le soignant (pâleur, température, fréquence respiratoire). L'aide-soignant recueille les deux, les recoupe et transmet.

47. Pourquoi surveiller l'odeur de l'haleine ?

Une haleine sucrée peut indiquer un diabète déséquilibré, une haleine fétide une infection bucco-dentaire ou digestive. Ces indices sont utiles pour détecter des troubles internes, surtout si la personne ne verbalise pas bien.

48. Que signifie une pâleur subite ?

Elle peut être le signe d'une hémorragie, d'une chute de tension ou d'un malaise. Si elle est associée à une sueur froide, un vertige ou une fatigue, il faut agir rapidement et alerter l'équipe.

49. Comment repérer un trouble de la marche ?

Démarche hésitante, appui instable, traînement des pieds, besoin de se tenir aux meubles, chutes fréquentes. Il faut observer la personne debout et en mouvement, et l'encourager à utiliser une aide technique si nécessaire.

50. Quels sont les signes d'un trouble urinaire ?

Brûlures à la miction, besoin fréquent, urine trouble ou malodorante, incontinence soudaine, douleurs pelviennes ou lombaires. Chez les personnes âgées, une infection urinaire peut aussi provoquer confusion et agitation. Toute anomalie doit être signalée.

51. Que signifie "œdème des membres inférieurs" et que faire ?

Gonflement des jambes ou des chevilles dû à une accumulation de liquide. Cela peut indiquer une insuffisance cardiaque, veineuse ou rénale. L'aide-soignant observe, mesure si nécessaire, élève les jambes, et transmet les signes à l'infirmier.

52. Pourquoi est-il important de surveiller le transit intestinal ?

Un transit trop lent (constipation) ou trop rapide (diarrhée) peut révéler une pathologie digestive, une déshydratation ou des effets secondaires de médicaments. L'aide-soignant doit interroger la personne, observer la fréquence, la consistance et transmettre.

53. Que faire en cas de chute observée ?

Sécuriser la personne, ne pas la relever sans évaluation, observer les signes de douleur ou déformation, rassurer, alerter l'équipe. Noter l'heure, les circonstances et remplir la fiche d'événement indésirable si nécessaire.

54. Comment évaluer la douleur chez une personne consciente ?

Utiliser des outils simples comme l'échelle numérique (0 à 10), les grimaces, le langage corporel, la verbalisation. Il faut toujours croire ce que dit la personne, même si l'origine de la douleur n'est pas évidente.

55. Quelles sont les constantes à noter lors d'un malaise ?

Tension artérielle, fréquence cardiaque, respiration, température si possible, état de conscience. L'heure du début, les circonstances et l'évolution doivent aussi être relevées et transmises au plus vite.

56. Que signifie "altération de l'état général" ?

C'est un terme qui regroupe plusieurs signes : fatigue chronique, perte de poids, anorexie, pâleur, baisse d'autonomie, troubles du comportement. Cela peut annoncer une pathologie grave. L'observation régulière est essentielle pour alerter à temps.

57. Comment repérer une douleur thoracique préoccupante ?

Douleur en étau, irradiant dans le bras gauche ou la mâchoire, associée à une angoisse, une sueur froide, une difficulté respiratoire. Cela peut être un infarctus : il faut alerter immédiatement sans attendre.

58. Quels sont les signes d'une confusion aiguë ?

Désorientation dans le temps et l'espace, propos incohérents, agitation ou apathie, hallucinations, changement brutal de comportement. Ce syndrome confusionnel est souvent lié à une infection, un trouble métabolique ou une pathologie neurologique.

59. Pourquoi faut-il connaître les traitements de la personne ?

Certains médicaments modifient les signes cliniques (bêtabloquants ralentissent le pouls, diurétiques provoquent une déshydratation...). L'aide-soignant ne donne pas les médicaments, mais doit en connaître les effets pour interpréter correctement les signes observés.

60. Que faire si la personne se plaint de vertiges ?

Lui demander de rester allongée ou assise, sécuriser l'environnement, vérifier les constantes si possible, ne pas la laisser seule. Noter l'heure, les signes associés, et alerter l'équipe pour évaluer la cause (tension, oreille interne, médicament...).

61. Qu'est-ce que l'hypotension orthostatique ?

C'est une chute brutale de la tension artérielle lors du passage de la position couchée à debout. Elle se manifeste par des vertiges, une vision floue ou un malaise. Elle est fréquente chez les personnes âgées. Il faut lever la personne progressivement, rester à proximité et surveiller les réactions.

62. Que signifie un pouls rapide et irrégulier ?

Cela peut indiquer une tachycardie ou une arythmie (trouble du rythme cardiaque). Cela nécessite une surveillance rapprochée, surtout si la personne est essoufflée ou se plaint de douleurs thoraciques. L'aide-soignant doit alerter l'infirmier rapidement.

63. Pourquoi surveiller les urines ?

La couleur, l'odeur, la quantité et la fréquence donnent des indices sur l'état d'hydratation, les infections urinaires, les pathologies rénales ou les effets secondaires des traitements. Une vigilance particulière est nécessaire chez les personnes âgées ou alitées.

64. Que faire si une personne se gratte beaucoup la peau

Vérifier la peau (rougeurs, éruptions, sécheresse, plaies), poser des questions (depuis quand, où, à quel moment). Cela peut être dû à une allergie, une sécheresse cutanée, une gale ou un traitement médicamenteux. Transmettre à l'infirmier.

65. Que signifie "bradypnée" ?

C'est une fréquence respiratoire anormalement basse (inférieure à 12 respirations/minute chez l'adulte). Cela peut être lié à une intoxication médicamenteuse, une atteinte neurologique ou un coma. Elle doit être signalée immédiatement.

66. Comment repérer une personne en hypothermie ?

La température corporelle est inférieure à 35°C. La personne peut être pâle, frissonner, avoir une peau froide, des troubles de conscience. Cela peut arriver chez des personnes fragiles, en cas d'exposition prolongée au froid ou après une chute. Alerte immédiate.

67. Pourquoi noter la localisation précise d'une douleur ?

Cela oriente les soignants vers l'organe atteint (thorax = cœur, estomac = digestion, flancs = reins...). Une douleur mal localisée est plus difficile à évaluer. L'aide-soignant note les mots exacts de la personne et les transmet.

68. Que signifie "tachycardie" ?

C'est un rythme cardiaque supérieur à 100 battements par minute. Elle peut être due à une fièvre, un stress, une hémorragie, un effort ou un trouble cardiaque. Elle doit être surveillée et signalée si elle est persistante.

69. Que faire si une personne refuse qu'on mesure ses constantes ?

Respecter sa volonté, proposer de réessayer plus tard, expliquer l'importance de la mesure. Si le refus est répété, en parler à l'équipe. Il ne faut jamais forcer, sauf en situation d'urgence vitale.

70. Quels sont les signes d'une infection pulmonaire ?

Toux, fièvre, fatigue, douleurs thoraciques, expectorations épaisses, respiration rapide ou difficile. Chez les personnes âgées, cela peut aussi se manifester par une confusion. Il faut alerter dès les premiers signes.

71. Qu'est-ce qu'une saturation en oxygène normale ?

Elle se situe généralement entre 95 % et 100 %. En dessous de 90 %, il y a hypoxie. Entre 90 % et 94 %, on parle de désaturation modérée. Ces données sont mesurées avec un saturomètre. Toute baisse doit être transmise rapidement.

72. Quelle est la différence entre une douleur aiguë et une douleur chronique ?

La douleur aiguë est brutale, intense, liée à une cause identifiable (blessure, infection). La douleur chronique dure depuis plus de 3 mois, souvent plus diffuse, avec un impact sur le moral. Dans les deux cas, la prise en charge est essentielle.

73. Comment repérer un ralentissement psychomoteur ?

La personne parle moins, plus lentement, semble ralentie dans ses gestes et ses réactions. Cela peut être un signe de dépression, de fatigue extrême ou de trouble neurologique. Ce ralentissement doit être noté et transmis.

74. Qu'est-ce qu'une crise d'angoisse et comment réagir ?

Palpitations, sensation d'étouffement, sueurs, peur intense, agitation. Elle peut durer plusieurs minutes et être impressionnante. Il faut rassurer la personne, l'aider à respirer calmement, rester calme et transmettre à l'équipe.

75. Que signifie une miction douloureuse ?

C'est une douleur ressentie en urinant. Elle peut signaler une infection urinaire, un problème de prostate ou une irritation. Il faut noter la fréquence, la douleur, l'odeur, la couleur, et alerter l'équipe médicale.

76. Quels sont les signes précoces d'un AVC ?

Visage paralysé d'un côté, bras ou jambe faibles, trouble du langage, trouble visuel, vertiges, désorientation. L'apparition brutale de ces signes impose d'agir immédiatement : alerter le 15 ou le médecin de garde.

77. Pourquoi est-il important de surveiller les selles ?

Les selles renseignent sur le fonctionnement digestif, la digestion, les infections ou les effets secondaires des traitements. Diarrhées, constipation, sang, mucus, changement d'odeur ou de fréquence doivent être transmis.

78. Comment repérer une atteinte articulaire ?

Douleurs, raideur, gonflement, rougeur, difficulté à mobiliser une articulation (genou, poignet, épaule). La personne peut éviter certains gestes ou avoir une démarche modifiée. Observer et transmettre ces signes est important.

79. Que faire si une personne transpire abondamment sans effort ?

Cela peut signaler une infection, une hypoglycémie, une douleur, un malaise ou une crise d'angoisse. L'aide-soignant observe les constantes, sécurise la personne et transmet sans attendre.

80. Que signifie "altération de la vigilance" ?

La personne répond lentement, est difficile à réveiller, semble confuse ou somnolente. Cela peut être lié à un trouble neurologique, métabolique ou à un médicament. Cette situation nécessite une surveillance étroite et une alerte rapide.

81. Qu'est-ce que la spasticité et comment la repérer ?

La spasticité est une contraction musculaire involontaire souvent due à une atteinte neurologique (AVC, sclérose en plaques). On observe une rigidité des membres, une résistance aux mouvements passifs, des gestes saccadés. Cela peut gêner la mobilité et les soins. À signaler à l'équipe pour adaptation de la prise en charge.

82. Comment reconnaître une hémorragie externe importante ?

Saignement abondant, rouge vif, qui ne s'arrête pas spontanément. La personne peut présenter des signes de choc : pâleur, pouls rapide, angoisse, chute de tension. Il faut comprimer la plaie, allonger la personne et alerter immédiatement.

83. Quels sont les signes d'un début de dépression ?

Tristesse persistante, perte d'intérêt, fatigue, troubles du sommeil et de l'appétit, repli sur soi. Chez les personnes âgées, cela peut se manifester par une plainte somatique ou une confusion. L'écoute et la transmission sont essentielles pour un accompagnement adapté.

84. Pourquoi faut-il être vigilant après un changement de traitement ?

Car de nouveaux effets secondaires peuvent apparaître : somnolence, chute de tension, agitation, troubles digestifs...

L'aide-soignant doit observer tout changement inhabituel de comportement ou d'état physique et en informer l'infirmier.

85. Que signifie une respiration de Cheyne-Stokes ?

C'est un rythme respiratoire irrégulier alternant des phases d'accélération, de ralentissement puis des pauses. Fréquent en fin de vie ou dans certaines pathologies neurologiques. Ce type de respiration est à signaler rapidement, surtout s'il est nouveau.

86. Quels sont les signes d'une infection de la peau (érysipèle, abcès...) ?

Rougeur locale, chaleur, douleur, gonflement, parfois fièvre. Ces signes indiquent une infection locale pouvant s'aggraver. L'aide-soignant doit observer la zone concernée, éviter de la manipuler et prévenir l'infirmier.

87. Qu'est-ce qu'une saturation instable ?

C'est une fluctuation importante du taux d'oxygène dans le sang, malgré une position ou une respiration stables. Elle indique une détresse respiratoire imminente ou une inefficacité de l'oxygénothérapie. Nécessite une surveillance étroite.

88. Que faire si une personne change brusquement de voix

Un enrouement soudain peut révéler une fausse route, une infection ORL, un trouble neurologique ou une lésion. Il faut interroger la personne, observer si elle s'alimente normalement, et transmettre à l'équipe.

89. Pourquoi observer l'état des ongles ?

Des ongles cassants, striés, bleuâtres, bombés (hippocratisme digital) peuvent être des signes de carences, de troubles circulatoires ou respiratoires chroniques. Cela fait partie des observations générales sur l'état de santé.

90. Comment reconnaître un état fébrile sans thermomètre

Frissons, rougeur du visage, yeux brillants, sensation de chaleur, fatigue inhabituelle, sueurs nocturnes. L'aide-soignant peut suspecter une fièvre et demander une prise de température. En attendant, il doit surveiller l'évolution de ces signes.

91. Quels sont les effets indésirables courants des traitements antalgiques forts ?

Somnolence, constipation, nausées, confusion, ralentissement respiratoire. Ces signes nécessitent une surveillance renforcée. Toute modification doit être transmise pour réévaluation du traitement.

92. Pourquoi faut-il observer la position spontanée du corps

Une personne allongée en chien de fusil, recroquevillée ou qui évite de bouger peut indiquer une douleur ou un inconfort. Observer la posture permet de détecter une gêne, une raideur ou un début de complication.

93. Que faire si une personne entend des voix ou hallucine ?

Rester calme, ne pas contredire frontalement, instaurer un dialogue apaisé, sécuriser l'environnement. Informer immédiatement l'équipe, car cela peut relever d'un trouble psychiatrique, neurologique ou d'une réaction médicamenteuse.

94. Quels signes peuvent évoquer un début de déshydratation chez une personne âgée ?

Bouche sèche, yeux creux, fatigue, confusion, constipation, diminution de la diurèse. L'hydratation est un point de vigilance majeur. Encourager à boire régulièrement et transmettre tout signe suspect.

95. Comment repérer une hémoptysie ?

Il s'agit d'un crachat de sang provenant des voies respiratoires. Cela peut être grave (tumeur, infection pulmonaire, embolie). Il faut noter la couleur, la quantité et prévenir immédiatement l'infirmier.

96. Que signifie une bradycardie ?

Un rythme cardiaque inférieur à 60 battements/minute. Peut être normal chez certains sujets sportifs, mais pathologique si accompagnée de malaise, fatigue, vertiges. À surveiller et transmettre.

97. Que faire si une personne est confuse la nuit mais cohérente le jour ?

Cela peut être un syndrome crépusculaire (désorientation liée à la baisse de lumière). Il faut sécuriser l'environnement, apaiser la personne, éviter les stimulations fortes et en informer l'équipe pour adaptation des soins nocturnes.

98. Pourquoi noter la fréquence des mictions ?

Une fréquence augmentée (pollakiurie) ou diminuée (oligurie) peut révéler une infection urinaire, un diabète ou une insuffisance rénale. Le recueil et la transmission de ces données sont essentiels dans le suivi clinique.

99. Quels sont les signes d'un essoufflement à l'effort ?

Respiration rapide, pauses fréquentes, difficulté à parler, cyanose, nécessité de s'arrêter après peu d'efforts. Cela peut signaler une insuffisance cardiaque ou respiratoire. Il faut noter le seuil d'apparition et alerter si cela évolue.

100. Pourquoi l'aide-soignant est-il un acteur clé dans l'évaluation de l'état clinique ?

Parce qu'il est au plus proche de la personne au quotidien. Il observe les moindres changements, même subtils. Sa capacité à transmettre des informations claires et précises est indispensable pour anticiper, prévenir et améliorer la prise en charge.

FICHE 1 – L'évaluation de l'état clinique : principes de base

Définition de l'état clinique

C'est l'ensemble des données observables (signes cliniques) et mesurables (constantes vitales) permettant d'évaluer la santé d'une personne à un instant donné.

Rôle de l'aide-soignant

- Observer, noter, transmettre
- Identifier les changements par rapport à l'état habituel
- Participer à la prévention des complications
- Alerter sans délai en cas de signe anormal

Éléments à surveiller

- Température
- Pouls
- Tension artérielle
- Fréquence respiratoire
- État de conscience et de vigilance
- Signes cutanés, digestifs, urinaires, comportementaux

FICHE 2 – Les constantes vitales : surveillance et interprétation

Température corporelle

- Norme : 36,5 à 37,5 °C
- Fièvre : > 38°C / Hypothermie : < 35°C
- À surveiller en cas d'infection, de traitement ou après chirurgie

Pouls (fréquence cardiaque)

- Norme adulte : 60 à 100 bpm
- Bradycardie : < 60 / Tachycardie : > 100
- Vérifier la régularité, la force, la fréquence

Tension artérielle

- Norme : 120/80 mmHg environ
- Hypotension : risque de chute ou malaise
- Hypertension : risque cardiovasculaire

Fréquence respiratoire

- Norme adulte : 12 à 20/mn
- Bradypnée : < 12 / Tachypnée : > 20
- À observer calmement sans signaler qu'on compte

FICHE 3 – Observer l'état général et les signes d'alerte

État de conscience

- Normal : alerte, orienté, répond aux questions
- Troubles : somnolence, confusion, désorientation
- Signes graves : perte de connaissance, non-réponse aux stimuli

Signes d'alerte urgents

- Douleur thoracique
- Dyspnée (gêne respiratoire)
- Vomissement sanglant ou abondant
- Paralysie soudaine d'un membre (AVC)
- Saignement massif
- Chute avec perte de connaissance ou traumatisme

Autres observations clés

- Teint (pâleur, cyanose, rougeur)
- Transpiration excessive
- Mouvements inhabituels
- Signes digestifs (diarrhée, constipation, vomissements)

FICHE 4 – Focus sur les systèmes : urinaire, digestif, neurologique

Appareil urinaire

- Urines : couleur, odeur, fréquence
- Signes d'alerte : brûlures, absence d'urine, incontinence soudaine, sang
- Risque : infection, rétention urinaire, insuffisance rénale

Système digestif

- Selles : fréquence, consistance, couleur
- Signes d'alerte : constipation, diarrhée, présence de sang, vomissements
- Surveillance en cas de régime ou traitement médicamenteux

Système nerveux et comportement

- Agitation, confusion, hallucinations
- Troubles du comportement ou de l'humeur
- Apparition brutale de ralentissements, tremblements, chutes

FICHE 5 – Transmission et rôle d'alerte de l'aide-soignant

Importance de la transmission

- Toute observation peut être cruciale
- Les signes même discrets doivent être partagés
- Être factuel : qui ? quoi ? quand ? comment ?

Outils de transmission

- Orale (à l'infirmier lors des soins)
- Écrite (dossier de soins, fiche d'événement indésirable)
- Grilles d'évaluation (douleur, vigilance, escarre...)

Posture professionnelle

- Observer sans interpréter
- Rester dans son rôle (pas de diagnostic)
- Se référer à l'équipe en cas de doute
- Respecter la confidentialité

Soins

1. Que comprend le terme “soins” dans le rôle de l’aide-soignant ?

Les soins incluent les actes visant à assurer l’hygiène, le confort, la prévention, la surveillance et le maintien de la santé physique et psychique d’une personne. Cela concerne la toilette, les soins de la peau, l’alimentation, le sommeil, l’élimination, mais aussi l’accompagnement relationnel. Les soins sont toujours adaptés aux besoins et à l’état de la personne.

2. Quels sont les objectifs de la toilette ?

- Maintenir la propreté du corps
- Prévenir les infections et les escarres
- Observer l’état de santé (peau, plaies, douleurs)
- Valoriser l’image de soi et favoriser le bien-être
  La toilette est aussi un moment privilégié d’écoute et de relation.

3. Quelle est la différence entre une toilette complète et une toilette partielle ?

La toilette complète concerne tout le corps, réalisée en général le matin. La toilette partielle porte sur une zone précise : toilette intime, du visage, des mains… Elle est faite si la personne est fatiguée, pour un soin ciblé ou plusieurs fois par jour (incontinence, repas...).

4. Comment réaliser une toilette au lit dans le respect de la personne ?

Installer confortablement, préserver l'intimité (paravent, serviette), expliquer les gestes, respecter le rythme de la personne. Utiliser le matériel propre, laver du plus propre au plus sale, sécher correctement, observer l'état cutané. Toujours rassurer, dialoguer et respecter la pudeur.

5. Quels sont les signes cutanés à observer lors d'un soin ?

Rougeurs, plaies, escarres, sécheresse, démangeaisons, ecchymoses, chaleur locale. La peau est un organe sensible : elle peut révéler une infection, une allergie, une mauvaise circulation ou une malnutrition.

6. Pourquoi est-il important de respecter les habitudes de soins de la personne ?

Chaque personne a ses préférences (ordre des gestes, température de l'eau, produits utilisés...). Respecter ses habitudes favorise le confort, la coopération, et le sentiment de sécurité. Cela valorise la personne dans sa singularité.

7. Quelle est la bonne posture pour effectuer un soin au lit

Se placer à hauteur du lit, fléchir les genoux, dos droit, se rapprocher de la personne. Alterner les côtés pour éviter les gestes répétitifs. Ces règles d'ergonomie protègent le soignant et assurent un soin de qualité sans douleur pour la personne aidée.

8. Que faire si une personne refuse un soin ?

Ne pas forcer. Comprendre la cause du refus (douleur, peur, pudeur, confusion), proposer un autre moment, rassurer. Si le refus est répété, transmettre à l'équipe. Le respect du consentement est une règle fondamentale.

9. Qu'est-ce que l'hygiène bucco-dentaire et pourquoi est-elle importante ?

C'est le nettoyage quotidien de la bouche, des dents, des gencives et/ou des prothèses. Elle prévient les infections, les douleurs, les mauvaises odeurs et favorise l'alimentation. Elle est souvent négligée mais essentielle, surtout chez les personnes dépendantes.

10. Que faire en cas de prothèse dentaire chez la personne ?

Retirer la prothèse avec précaution, la nettoyer à l'eau claire ou avec un produit adapté, rincer la bouche, remettre la prothèse propre. Si la personne a des douleurs ou une mauvaise fixation, transmettre à l'équipe soignante.

11. Comment réaliser un soin des ongles (mains et pieds)

Nettoyer, couper droit (surtout les ongles des pieds), limer si besoin, hydrater la peau. Attention : chez les diabétiques, il ne faut **jamais couper les ongles des pieds** sans avis médical, en raison du risque de plaies ou d'infection.

12. Quels soins apporter à une personne incontinente ?

Toilettes régulières, changes fréquents, application de crème protectrice, surveillance de la peau (rougeurs, macération). Il faut respecter la dignité, prévenir les escarres, utiliser des protections adaptées et favoriser le passage aux toilettes dès que possible.

13. Quelle est la conduite à tenir en cas de douleur pendant un soin ?

Stopper ou ralentir le soin, demander à la personne ce qu'elle ressent, adapter les gestes, rassurer. La douleur doit être évaluée et transmise à l'équipe pour prise en charge médicale si nécessaire. Un soin ne doit jamais être douloureux sans raison.

14. Que signifie "prévention des escarres" ?

C'est l'ensemble des actions pour éviter les lésions de la peau dues à une pression prolongée (sacrum, talons...). Cela comprend : changements de position réguliers, matelas ou coussins adaptés, hydratation cutanée, hygiène rigoureuse, observation quotidienne de la peau.

15. Comment utiliser un bassin ou une chaise percée ?

Installer la personne dans une position confortable et intime, vérifier la stabilité de l'installation, respecter la pudeur. Vider, nettoyer et désinfecter le matériel après usage. Observer les selles ou urines si nécessaire.

16. Quelles sont les précautions d'hygiène à respecter pendant un soin ?

Lavage des mains avant et après, port de gants si contact avec des liquides biologiques, matériel propre et désinfecté, linge individuel, respect des circuits propre/sale. Ces gestes protègent la personne comme le soignant.

17. Comment accompagner une personne dans sa douche

Respecter son intimité, vérifier la température de l'eau, rester à proximité sans imposer une assistance excessive, sécuriser (sol antidérapant, barre d'appui). Adapter la fréquence à l'état de santé et aux habitudes de vie.

18. Pourquoi hydrater la peau après la toilette ?

L'hydratation prévient le dessèchement, les démangeaisons, et les irritations. Elle maintient la souplesse de la peau, favorise la circulation et contribue au confort général, surtout chez les personnes âgées.

19. Comment favoriser la participation de la personne pendant un soin ?

Encourager à faire les gestes qu'elle peut encore faire seule, même partiellement. Valoriser l'effort, laisser du temps, proposer et non imposer. Cette participation renforce l'autonomie et l'estime de soi.

20. Quelles sont les limites du rôle de l'aide-soignant dans les soins ?

L'aide-soignant ne réalise pas de soins médicaux (injections, pansements complexes, pose de sonde…). Il agit sous la responsabilité de l'infirmier, respecte le cadre légal de sa profession, et alerte en cas de situation anormale.

41. Quels sont les soins à apporter à une personne porteuse d'un cathéter périphérique ?

L'aide-soignant ne manipule pas le cathéter, mais doit surveiller l'état de la peau autour du point d'insertion : rougeur, chaleur, gonflement, douleur, écoulement. Il observe également le pansement (détaché, souillé) et signale toute anomalie à l'infirmier.

42. Que faire si une personne présente des démangeaisons importantes ?

Observer la zone (rougeur, éruption, sécheresse, plaie), interroger la personne sur les causes possibles (nouveau produit, alimentation, piqûres...). Ne pas appliquer de produit sans prescription. Transmettre rapidement pour évaluation médicale.

43. Pourquoi faut-il varier les points d'appui chez une personne alitée ?

Pour prévenir les escarres. L'immobilité prolongée comprime les vaisseaux sanguins, entraînant une nécrose cutanée. Il est recommandé de changer de position toutes les 2 à 4 heures et d'utiliser des dispositifs de décharge adaptés.

44. Quels sont les soins à apporter aux cheveux ?

Brossage régulier, lavage selon la fréquence adaptée, démêlage doux, respect des souhaits de la personne (coupe, coiffure). Observer le cuir chevelu (plaques, croûtes, parasites), et transmettre si besoin. C'est un soin de confort et d'estime de soi.

45. Que faire en cas de plaie découverte pendant une toilette ?

Ne pas la toucher ni la nettoyer si ce n'est pas prescrit. Observer : taille, profondeur, couleur, écoulement, chaleur, douleur. Noter précisément les signes et transmettre à l'infirmier pour évaluation et soins adaptés.

46. Quelle est l'importance de la prévention des chutes pendant les soins ?

Une chute peut avoir des conséquences graves (fracture, perte d'autonomie, peur). Il faut sécuriser l'environnement (lit bas, freins activés, sol sec), accompagner les déplacements, ne jamais laisser seule une personne instable debout.

47. Pourquoi les soins doivent-ils être individualisés ?

Chaque personne a des besoins, des habitudes, une sensibilité et un état de santé propres. Adapter les soins permet de préserver le confort, la dignité, d'améliorer la coopération et de renforcer la qualité de la relation de soin.

48. Comment assurer une bonne hygiène des mains chez une personne dépendante ?

Laver soigneusement les mains avec de l'eau et du savon ou utiliser une solution hydroalcoolique. Insister entre les doigts et sous les ongles. L'hygiène des mains est un geste de prévention fondamental contre les infections.

49. Que faire si une personne devient très agitée pendant un soin ?

Arrêter le soin si nécessaire, sécuriser la personne, parler calmement, comprendre l'origine (douleur, peur, désorientation), ne pas la forcer. Rassurer et transmettre à l'équipe. Reprogrammer le soin à un moment plus favorable.

50. Que signifie le terme “bas de contention” ?

Ce sont des chaussettes ou collants médicaux qui favorisent le retour veineux, utilisés pour prévenir les phlébites, les œdèmes ou en post-opératoire. L'aide-soignant peut les mettre en suivant une prescription, le matin de préférence, jambes allongées.

51. Comment assurer l'hygiène des appareils auditifs et lunettes ?

Nettoyer les verres et les branches avec un chiffon doux, vérifier qu'il n'y a pas de casse. Pour les prothèses auditives : essuyer avec un tissu sec, vérifier le bon fonctionnement. Signaler tout problème à l'équipe ou à la famille.

52. Que faire si une personne refuse de porter ses lunettes ou prothèses ?

Respecter le choix, essayer de comprendre la cause (inconfort, oubli, gêne). Expliquer l'intérêt, proposer plus tard. Ne pas forcer. Noter ce changement s'il impacte l'autonomie ou la sécurité, et transmettre à l'équipe.

53. Pourquoi faut-il adapter les soins en fonction des saisons ?

En hiver, la peau est plus sèche : hydratation renforcée. En été : risque de déshydratation, besoin de fraîcheur, vêtements légers. Les besoins évoluent avec le climat, et les soins doivent s'ajuster (température de l'eau, fréquence des douches...).

54. Que signifie le soin de confort ?

C'est un soin qui n'a pas pour but de guérir, mais de soulager, d'apaiser, de favoriser le bien-être : installation, massage, hydratation, soins esthétiques... Il est essentiel dans la prise en charge globale et la relation de soin.

55. Comment nettoyer un appareil de contention (corset, attelle) ?

Selon les indications du fabricant : chiffon humide, produit doux, pas d'immersion. Sécher à l'air libre, vérifier qu'il n'y a pas de zones d'irritation sur la peau. Transmettre toute gêne ou rougeur à l'équipe.

56. Pourquoi la fréquence des soins varie-t-elle selon les pathologies ?

Certaines affections nécessitent une hygiène renforcée (incontinence, diabète), d'autres des soins plus espacés (personne fragile, peau sensible). L'adaptation des soins permet d'éviter les complications tout en respectant la personne.

57. Qu'est-ce qu'un soin "d'accompagnement de fin de vie"

Ce sont des soins axés sur le confort, la dignité, l'écoute, la présence. Ils incluent : hygiène douce, soins de bouche, installation confortable, ambiance apaisante. L'objectif n'est pas de guérir, mais d'accompagner sereinement.

58. Quelle attitude adopter pendant un soin long ou difficile ?

Être patient, rassurant, garder un rythme adapté, faire des pauses si besoin. Maintenir la communication, valoriser les efforts de la personne. Un soin difficile ne doit pas devenir une épreuve pour elle.

59. Que signifie "réinstaller la personne après un soin" ?

C'est replacer la personne confortablement dans son lit ou fauteuil : dos droit, appuis sous les jambes, coussins, sonnette à portée. Cela évite les douleurs, les escarres, les chutes, et participe au bien-être global.

60. Pourquoi respecter la pudeur et la parole de la personne même si elle est très dépendante ?

Parce que la dépendance ne supprime pas la dignité. Chaque personne conserve son identité, ses émotions, sa sensibilité. Respecter sa pudeur, son avis, ses ressentis renforce la confiance, la sécurité et l'éthique du soin.

61. Quelle est la bonne température pour une douche ou une toilette ?

Environ 37 à 38 °C. L'eau doit être tiède et agréable au contact de la peau. Il faut toujours vérifier avec la main ou un thermomètre, et s'assurer que la personne trouve la température confortable, surtout chez les personnes âgées ou sensibles.

62. Que signifie "prévention des infections nosocomiales"

Ce sont les actions visant à éviter les infections acquises à l'hôpital ou en établissement de soins. Cela passe par le lavage des mains, la désinfection du matériel, l'isolement si besoin, et la vigilance face aux plaies, sondes, cathéters… L'aide-soignant joue un rôle clé dans cette prévention.

63. Pourquoi ne faut-il pas utiliser le même gant pour tout le corps ?

Parce que cela favorise la transmission des germes d'une zone à une autre. On utilise un gant pour le haut du corps, un autre pour le bas, et un spécifique pour la toilette intime. Le respect du propre au sale est une règle d'hygiène essentielle.

64. Comment faire participer un résident fatigué à sa toilette ?

Lui proposer de faire seulement certaines parties (visage, mains), l'aider tout en l'encourageant doucement, valoriser les efforts. Adapter la durée et l'intensité du soin. La participation, même minime, renforce l'autonomie et la dignité.

65. Que faire si une personne a une douleur chronique pendant les soins ?

Adapter les gestes, prendre son temps, dialoguer, rassurer. Utiliser les coussins, baisser le lit, proposer des pauses. La douleur chronique est souvent banalisée, mais elle a un impact fort sur la qualité de vie et la coopération au soin.

66. Pourquoi la coupe des cheveux ou des ongles ne peut pas toujours être réalisée ?

Chez les patients diabétiques ou sous anticoagulants, cela comporte un risque d'infection ou d'hémorragie. Dans certains établissements, ces soins relèvent de professionnels extérieurs (coiffeurs, podologues). L'aide-soignant doit respecter les protocoles.

67. Que faire si la personne est souillée en dehors des temps de soins ?

Intervenir rapidement, sans jugement, dans le respect de la dignité. Préparer le matériel, préserver l'intimité, changer les vêtements ou la protection, rassurer la personne. Ce soin non programmé est un moment relationnel important.

68. Comment repérer qu'un soin est mal vécu par la personne ?

Silence inhabituel, crispation, regard fuyant, refus, plainte verbale ou non verbale. L'aide-soignant doit rester attentif à ces signes, questionner avec délicatesse et adapter sa manière de faire.

69. Pourquoi est-il important d'installer la personne à la fin d'un soin ?

Pour garantir son confort, sa sécurité, prévenir les escarres et les chutes. Une bonne installation améliore aussi la récupération, le sommeil, la digestion. Cela montre aussi le respect porté à la personne.

70. Quelle est l'importance du regard et de la parole dans les soins ?

Le regard bienveillant et la parole rassurante créent un lien, apaisent les angoisses, favorisent la coopération. Ils montrent à la personne qu'elle est considérée, écoutée, et non réduite à un "corps à soigner".

71. Qu'est-ce que la contention ?

C'est un moyen (physique ou chimique) destiné à limiter les mouvements d'une personne pour sa sécurité ou celle des autres. Elle doit toujours être exceptionnelle, justifiée, tracée, et faire l'objet d'un suivi strict. L'aide-soignant doit signaler tout usage abusif ou inadapté.

72. Que faire si la personne demande à interrompre un soin

Respecter sa demande, sauf urgence vitale. Proposer de reprendre plus tard, comprendre la cause du refus (douleur, gêne, fatigue). Ce respect renforce la relation de confiance et l'autonomie de la personne.

73. Pourquoi est-il important de respecter les rythmes de soin ?

Respecter le rythme veille/sommeil, les habitudes horaires (douche du matin ou du soir, repas...) contribue au bien-être, à l'orientation et à la qualité de vie. Un soin mal placé dans la journée peut générer de l'opposition ou de la fatigue.

74. Que signifie "le soin est un acte relationnel" ?

Au-delà de l'aspect technique, le soin est un moment d'échange, d'écoute, de respect et de présence. C'est dans ces gestes du quotidien que se crée le lien soignant-soigné, essentiel pour la qualité de vie comme pour la coopération.

75. Que faire si la personne est très pudique ?

Adapter le soin : couvrir au maximum, limiter les regards, prévenir avant chaque geste, réaliser les soins rapidement mais en douceur. Ne pas banaliser la pudeur : elle fait partie de l'identité de la personne.

76. Que faire si la personne demande à être soignée par quelqu'un d'autre ?

Ne pas le prendre personnellement. Respecter si cela est possible, transmettre à l'équipe, dialoguer pour comprendre le besoin (conflit, malaise, préférence homme/femme...). L'important est de préserver la relation de soin.

77. Quels sont les risques d'un soin fait trop vite ?

Douleur, blessure, refus, perte de confiance, oubli d'observation (rougeur, plaie...), mauvaise installation. La précipitation nuit à la qualité du soin et à la relation. Prendre le temps est un acte de professionnalisme.

78. Comment assurer le confort pendant un soin de longue durée ?

Préparer le matériel, faire des pauses, réinstaller régulièrement la personne, parler avec bienveillance, surveiller les signes de fatigue ou de douleur. Penser aussi au confort thermique (température de la pièce, serviettes chaudes...).

79. Pourquoi est-il important de demander l'accord de la personne avant un soin ?

Parce que chaque soin nécessite le **consentement éclairé**. La personne a le droit de comprendre, de poser des questions, d'accepter ou de refuser. Respecter cela, c'est respecter sa dignité et ses droits fondamentaux.

80. Que faire si l'on se sent mal pendant un soin ?

Arrêter immédiatement, demander de l'aide, prévenir un collègue. Il est important de ne pas mettre en danger ni la personne ni soi-même. La surcharge physique ou émotionnelle doit être signalée pour éviter l'épuisement professionnel.

81. Que signifie "soutien psychologique dans le soin" ?

C'est accompagner la personne non seulement physiquement, mais aussi émotionnellement. Cela passe par l'écoute, la parole rassurante, la valorisation, le respect du silence, et l'attention portée à l'état moral. Le soin devient alors un espace de réconfort et de présence.

82. Quelle est la conduite à tenir si la personne pleure pendant un soin ?

Ne pas l'ignorer. Ralentir le soin, poser une question simple ("Vous avez mal ? Vous êtes triste ?"), écouter sans juger, rassurer. Parfois, le soin réveille des émotions enfouies. Il faut transmettre l'événement si cela se répète ou semble grave.

83. Pourquoi est-il important de noter les soins réalisés ?

Pour assurer le suivi, éviter les oublis ou les doublons, transmettre les informations à l'équipe, et garantir la traçabilité. La fiche de soin ou le dossier de soins permet une continuité et une cohérence dans l'accompagnement.

84. Que faire si la personne demande un soin qui n'est pas prévu ?

Évaluer si le soin est justifié, possible, dans le cadre du rôle de l'aide-soignant. Si oui, l'adapter ; sinon, transmettre à l'équipe infirmière. Il faut toujours respecter les limites de sa fonction tout en restant bienveillant.

85. Pourquoi utiliser un linge personnel quand c'est possible ?

Parce qu'il rassure, il porte l'odeur et les repères de la maison. Cela favorise le bien-être, surtout chez les personnes désorientées. Si le linge personnel est sale ou inadapté, il est important d'en discuter avec la famille ou l'équipe.

86. Que signifie "respecter l'intimité corporelle" ?

C'est ne jamais exposer inutilement le corps, prévenir avant de découvrir une partie du corps, éviter les regards ou gestes intrusifs. C'est aussi respecter le corps même si la personne ne parle plus, ne réagit plus ou est en fin de vie.

87. Comment gérer les soins en période d'épidémie (grippe, gastro, Covid...) ?

Porter les équipements de protection (gants, masque, surblouse si nécessaire), se laver les mains très régulièrement, limiter les contacts inutiles, respecter les protocoles d'isolement. L'hygiène est renforcée pour éviter les contaminations croisées

88. Que faire si la personne est endormie au moment du soin programmé ?

Évaluer la possibilité de reporter, éviter de la réveiller sans raison médicale. Respecter le sommeil, surtout chez les personnes âgées ou en fin de vie. Transmettre à l'équipe si le report modifie l'organisation des soins.

89. Comment aider une personne à exprimer son inconfort pendant le soin ?

Utiliser des questions ouvertes ("Ça va ? Vous êtes bien installé ?"), observer les mimiques, les gestes de retrait, les soupirs. Encourager la personne à verbaliser, et ajuster le soin en conséquence.

90. Que faire si la personne exprime un désir d'euthanasie pendant un soin ?

Écouter sans juger, rester neutre, ne pas entrer dans un débat personnel. Transmettre immédiatement à l'équipe médicale et au cadre. Ce type de demande reflète souvent une grande souffrance et doit être prise en charge collectivement.

91. Pourquoi faut-il veiller à l'ambiance pendant les soins (bruits, lumière, température) ?

Parce qu'un environnement apaisant favorise la détente, le confort et la coopération. Une lumière trop vive, un courant d'air ou des bruits forts peuvent rendre un soin désagréable, voire agressif. Le cadre fait partie du soin.

92. Que faire si une personne rit ou fait des plaisanteries pendant le soin ?

Entrer dans le jeu si cela crée une atmosphère détendue, tant que cela reste respectueux. L'humour est parfois une manière d'évacuer la gêne. Il faut s'adapter à la personne, et garder une posture professionnelle.

93. Pourquoi doit-on respecter les gestes appris, même pour les gestes simples ?

Parce que chaque geste a été pensé pour la sécurité, le confort et l'hygiène. Ne pas suivre les bonnes pratiques expose à des erreurs, des infections, des douleurs. La rigueur est une marque de respect et de professionnalisme.

94. Que faire si la personne dit qu'elle a mal alors qu'on ne voit rien ?

Croire la personne. La douleur est subjective. Il faut la questionner (où, depuis quand, comment ?), observer, noter, et transmettre à l'infirmier. Ce n'est pas parce qu'on ne voit rien que la douleur n'existe pas.

95. Comment assurer le respect du secret professionnel dans les soins ?

Ne jamais parler d'une personne avec un tiers non autorisé. Ne pas commenter devant d'autres résidents, familles ou collègues non concernés. Garder les documents confidentiels et éviter les discussions dans les couloirs ou lieux publics.

96. Pourquoi doit-on éviter d'improviser dans un soin ?

Parce que chaque soin suit un protocole pensé pour garantir la qualité, la sécurité, et le respect des bonnes pratiques. Improviser peut conduire à des erreurs, des oublis ou des gestes inadaptés.

97. Comment accompagner une personne qui a honte de recevoir des soins ?

Écouter avec bienveillance, rassurer, valoriser ses capacités, préserver au maximum son intimité. La honte peut être liée à une perte d'autonomie ou à des expériences passées. Le respect et la douceur permettent de restaurer la confiance.

98. Que faire si l'on constate une dégradation de l'état général lors des soins ?

Arrêter si nécessaire, observer les signes (fatigue, fièvre, douleur, perte d'appétit...), noter les changements et transmettre immédiatement à l'équipe soignante. L'aide-soignant est souvent le premier à détecter un début de complication.

99. Pourquoi le soin est-il aussi un moment de surveillance clinique ?

Parce que pendant le soin, on observe la peau, les réactions, les attitudes, la respiration... Ces indices permettent de repérer des signes précoces d'infection, de douleur, de dénutrition, ou de décompensation. Le soin est un moment d'observation précieuse.

100. Que signifie "prendre soin" au-delà de "faire un soin"

“Faire un soin” concerne l’aspect technique. “Prendre soin” inclut l’attention, la présence, le respect, la relation. C’est un accompagnement global de la personne, avec sa sensibilité, son histoire, sa dignité. C’est ce qui fait toute la richesse du métier d’aide-soignant.

FICHE 1 – Les fondamentaux des soins : hygiène, confort, dignité

Définition d'un soin

Acte visant à maintenir ou améliorer la santé, l'hygiène, le confort et le bien-être de la personne.

Types de soins réalisés par l'aide-soignant

- Toilette complète ou partielle
- Soins de la peau, des cheveux, des ongles
- Prévention des escarres
- Change et aide à l'élimination
- Installation au lit ou au fauteuil

Principes essentiels

- Respect de l'intimité et de la pudeur
- Rythme adapté à la personne
- Du propre au sale
- Consentement systématique
- Observation continue de l'état de santé

FICHE 2 – Les soins d'hygiène : techniques et vigilance

Toilette

- À domicile, en salle de bain ou au lit
- Lavage des zones selon l'ordre : visage → haut du corps → bas du corps → parties intimes
- Séchage minutieux, hydratation

Soins de bouche

- 2 à 3 fois par jour
- Brossage des dents, langue, prothèse
- Risque d'infections en cas de négligence

Change

- Respect de l'intimité
- Prévention des irritations
- Observation de la peau et des selles/urines

Règles d'hygiène

- Lavage des mains
- Port de gants si nécessaire
- Nettoyage du matériel après usage

FICHE 3 – Soins de confort et prévention des complications

Soins de confort

- Installation confortable
- Coussin, couverture, ambiance calme
- Soins esthétiques (coiffage, rasage…)

Prévention des escarres

- Changement de position toutes les 2 à 4h
- Matelas ou coussins adaptés
- Inspection des points d'appui
- Hydratation cutanée

Observation clinique pendant les soins

- État cutané, douleur, fatigue, comportement
- Signes d'agitation ou d'inconfort
- Traces de plaies, d'érythèmes ou de mycoses

FICHE 4 – Communication et relation dans le soin

Relation soignant-soigné

- Écoute active, regard bienveillant
- Respect de la parole, des émotions
- Éviter tout jugement

Accompagnement psychologique

- Rassurer pendant les soins
- Prendre le temps d'expliquer
- Adapter les soins aux réactions émotionnelles

Consentement et participation

- Demander l'accord à chaque soin
- Valoriser l'autonomie : faire avec et non à la place
- Adapter le soin à la volonté et aux capacités

FICHE 5 – Rôle de l'aide-soignant et limites d'intervention

Ce que peut faire l'aide-soignant

- Soins d'hygiène et de confort
- Prévention (escarres, infections, chutes)
- Surveillance clinique (peau, respiration, comportement)
- Transmission à l'équipe

Ce qu'il ne peut pas faire

- Actes médicaux (injections, pansements complexes...)
- Prescription ou diagnostic
- Décision médicale

Posture professionnelle

- Travailler en équipe pluridisciplinaire
- Respect du secret professionnel
- Transmission orale et écrite rigoureuse
- Rigueur, bienveillance, éthique

Ergonomie

1. Qu'est-ce que l'ergonomie dans le contexte du soin ?

L'ergonomie est l'adaptation du travail à l'homme. En santé, cela signifie adapter les gestes, postures, outils et environnement pour préserver la santé du soignant tout en garantissant le confort et la sécurité de la personne soignée.

2. Pourquoi l'ergonomie est-elle importante pour l'aide-soignant ?

Elle permet de prévenir les troubles musculo-squelettiques (TMS), les accidents de travail (chutes, lombalgies), et favorise une meilleure efficacité dans les soins. Elle protège le soignant tout en améliorant la qualité de l'accompagnement.

3. Que sont les TMS ?

Les Troubles Musculo-Squelettiques sont des douleurs ou inflammations des muscles, tendons, nerfs ou articulations, souvent liés à de mauvaises postures répétées : dos, épaules, poignets... Ils représentent la première cause d'arrêt de travail dans le secteur sanitaire.

4. Quelles sont les zones les plus touchées par les TMS ?

Le dos (lombaires), les épaules, les poignets, les genoux. Ces zones sont très sollicitées lors des manutentions, des soins au lit ou des transferts. Une mauvaise posture ou un effort mal réparti peut entraîner des lésions chroniques.

5. Quel est le premier principe de sécurité pour le dos ?

Toujours garder le **dos droit** et plier les **genoux**. Ne jamais se pencher en avant jambes tendues. Le poids doit être porté avec les jambes, pas avec le dos.

6. Comment ajuster sa posture pour travailler au lit ?

Monter le lit à hauteur des hanches, se rapprocher de la personne, garder le dos droit, fléchir légèrement les genoux. Alterner les côtés pour éviter les torsions prolongées. Le lit électrique est un allié précieux.

7. Pourquoi faut-il éviter les torsions du tronc pendant un soin ?

Les torsions provoquent une surcharge sur les vertèbres et les disques lombaires, augmentant le risque de lombalgie. Il faut pivoter avec les jambes et non en tordant le buste.

8. Que signifie "centre de gravité" dans la manutention ?

C'est le point autour duquel le corps est en équilibre. Pour bien porter, il faut rapprocher l'objet (ou la personne) de son propre centre de gravité, c'est-à-dire de son ventre, pour limiter les tensions sur le dos.

9. Quelle est la bonne posture pour pousser un fauteuil roulant ?

Dos droit, bras légèrement fléchis, mains sur les poignées, avancer avec les jambes. Il ne faut pas se pencher ni tirer en arrière. La marche doit être fluide et coordonnée.

10. Que faire avant de mobiliser une personne ?

- Évaluer ses capacités (elle peut participer ou non)
- Vérifier l'environnement (sol sec, obstacles écartés)
- Adapter la hauteur du lit ou du fauteuil
- Préparer le matériel (dispositifs d'aide, freins activés)

11. Qu'est-ce qu'une aide technique ?

Un outil facilitant la mobilisation ou l'autonomie : lit électrique, lève-personne, planche de transfert, déambulateur, chaise percée. Ces aides permettent de soulager le soignant et de sécuriser la personne aidée.

12. Comment utiliser un lève-personne en sécurité ?

Respecter le protocole : vérifier l'état du matériel, positionner correctement le harnais, communiquer avec la personne, rester vigilant pendant la montée et la descente. Toujours être formé à son utilisation.

13. Quels sont les risques d'une mauvaise mobilisation ?

- Pour le soignant : douleurs, blessures, TMS
- Pour la personne : chutes, inconfort, angoisse, plaies Une mauvaise mobilisation altère la relation de confiance et la sécurité globale.

14. Que faire si une personne chute pendant un transfert

Ne pas essayer de la retenir en force. Accompagner la chute si possible, sécuriser la zone, rester calme, évaluer l'état général, alerter l'équipe. Ne jamais relever seul une personne tombée sans évaluation préalable.

15. Comment positionner une personne en fauteuil pour un bon confort ?

Dos bien calé, appuis sous les avant-bras si besoin, pieds bien posés à plat, bassin en arrière, coussin adapté. Une mauvaise installation peut provoquer douleurs, escarres ou désorientation.

16. Qu'est-ce que la manutention à deux ?

C'est une mobilisation réalisée par deux soignants pour assurer la sécurité et répartir l'effort (ex : lever une personne dépendante). Elle demande coordination, communication et anticipation des gestes.

17. Pourquoi est-il interdit de porter une personne seul ?

Le poids humain est déséquilibré et imprévisible. Cela met en danger la colonne vertébrale du soignant, et la sécurité de la personne. Il faut demander de l'aide ou utiliser une aide technique.

18. Que faire si une personne refuse une aide technique ?

Dialoguer, expliquer les bénéfices (sécurité, confort, autonomie), respecter son choix si cela ne met pas en danger. Si le refus persiste et entraîne un risque, transmettre à l'équipe pour adaptation du projet de soin.

19. Pourquoi bien organiser son poste de travail améliore l'ergonomie ?

Limiter les déplacements inutiles, avoir le matériel à portée de main, éviter les gestes répétitifs et inadaptés. Un bon agencement évite la fatigue, augmente la fluidité du soin et améliore la posture.

20. Comment répartir une charge à porter ?

La tenir près du corps, au niveau du ventre, avec les deux mains. Si possible, diviser la charge en deux plus petites, porter dans chaque main ou utiliser un chariot. Éviter de soulever au-dessus des épaules ou à bout de bras.

21. Que signifie "anticiper le geste" en ergonomie ?

C'est préparer mentalement et physiquement son mouvement avant de le faire : évaluer la situation, placer son corps correctement, ajuster le matériel et prévenir la personne. Cela évite les gestes brusques, les déséquilibres et les accidents.

22. Comment protéger ses genoux en se baissant ?

Fléchir les jambes sans décoller les talons, garder le dos droit, poser un genou au sol si nécessaire. Ne jamais rester accroupi longtemps. Utiliser un tapis ou un coussin si le sol est dur.

23. Que faire pour éviter les efforts excessifs pendant les soins ?

Utiliser le lit à bonne hauteur, demander de l'aide, utiliser les aides techniques, prendre le temps, répartir l'effort sur plusieurs articulations. Éviter de soulever, privilégier les glissements ou pivotements.

24. Comment se placer pour faire un soin au lavabo ?

Se rapprocher du lavabo, fléchir légèrement les genoux, garder le dos droit. Éviter de tendre les bras ou de s'appuyer avec le poids du corps. Poser le bassin de toilette à bonne hauteur.

25. Pourquoi faut-il adapter le soin à la taille de la personne aidée ?

Une personne grande, petite, en surpoids ou avec des troubles moteurs nécessite une adaptation spécifique pour garantir sa sécurité et celle du soignant. Il faut ajuster les appuis, les appelles verbaux et le matériel.

26. Quelle est la position ergonomique idéale en position assise prolongée ?

Dos droit, pieds à plat, genoux à 90°, fesses au fond de la chaise, support lombaire si besoin. Éviter les positions avachies ou asymétriques. Alterner régulièrement avec la position debout.

27. Quels sont les signes d'une mauvaise posture chez le soignant ?

Tensions dans le bas du dos, épaules tendues, douleurs aux poignets, fatigue rapide, besoin de se redresser souvent. Ces signes doivent alerter pour modifier ses habitudes gestuelles avant qu'une blessure ne survienne.

28. Comment guider verbalement une personne lors d'un transfert ?

Donner des consignes simples, claires et courtes : “avancez vos pieds”, “penchez-vous légèrement en avant”, “poussez sur vos jambes". Regarder la personne, parler lentement, utiliser des gestes si besoin.

29. Que faire si le matériel ergonomique est défectueux ?

Ne pas l'utiliser. Le signaler immédiatement au service technique ou à la hiérarchie. Ne jamais improviser une réparation. La sécurité prime sur la rapidité.

30. Comment éviter les glissades pendant une mobilisation

Porter des chaussures antidérapantes, vérifier que le sol est sec, utiliser des draps de glisse ou aides techniques. S'assurer que la personne porte des chaussons ou chaussures adaptés, jamais pieds nus.

31. Pourquoi est-il important de sécuriser l'environnement avant un transfert ?

Pour éviter les accidents (chute, trébuchement, glissade). Cela inclut : freins activés, obstacles enlevés, sol sec, matériel prêt. Un environnement clair et stable rend les gestes plus sûrs.

32. Qu'est-ce qu'un drap de glisse ?

C'est un tissu spécifique qui réduit les frottements et permet de repositionner plus facilement une personne dans son lit. Il protège la peau du patient et diminue l'effort physique du soignant.

33. Quelle est la posture idéale pour repositionner une personne dans le lit ?

Plier les genoux, se placer au bord du lit, en binôme si possible, utiliser un drap de glisse ou un alèse. Demander à la personne de participer si elle peut. Ne jamais tirer par les bras.

34. Quels accessoires peuvent améliorer l'ergonomie au quotidien ?

Lit médicalisé, lève-personne, alèse de glisse, ceinture de transfert, rehausseur de WC, chariot de transport, tabouret roulant. Bien choisis et bien utilisés, ces outils allègent le travail et préviennent les douleurs.

35. Que signifie "effort partagé" ?

C'est répartir l'effort physique entre plusieurs membres de l'équipe ou entre le soignant et la personne aidée. Cela limite la fatigue, augmente la sécurité et valorise l'autonomie de la personne.

36. Que faire si on ressent une douleur pendant un soin ?

Arrêter immédiatement le geste, adopter une autre posture, demander de l'aide si nécessaire. Ne pas forcer. Si la douleur persiste, en parler à son référent ou à la médecine du travail.

37. Comment former un binôme efficace pour un transfert

Se coordonner en amont, se répartir les rôles, donner les consignes à la personne aidée, agir en même temps, se parler pendant le geste. La synchronisation évite les maladresses et les blessures.

38. Pourquoi varier les postures dans la journée ?

Pour éviter les tensions prolongées sur les mêmes zones (dos, épaules, jambes). Alterner position debout, assise, marche, et mobilisations. S'étirer entre deux soins peut soulager les tensions.

39. Quelle attitude adopter si la personne aidée a très peur de bouger ?

Rassurer par la parole, expliquer chaque étape, respecter son rythme, montrer l'intention sans brusquerie. Impliquer doucement la personne dans l'action. La peur augmente le risque de chute si elle fige ou panique.

40. Pourquoi la communication est-elle essentielle en ergonomie ?

Parce qu'un bon transfert ou soin dépend aussi de la compréhension mutuelle : entre collègues, avec la personne aidée, ou avec l'équipe. Elle permet de prévenir les erreurs, de coordonner les gestes et de sécuriser l'ensemble du soin.

****41. Que faire si une personne glisse de son fauteuil ?**

**

Ne pas la relever seul. La rassurer, la couvrir si besoin, alerter l'équipe. Évaluer si elle est blessée ou consciente. Noter l'heure, les circonstances, et respecter le protocole de chute. Toute mobilisation nécessite d'abord une évaluation.

42. Comment installer une personne en position semi-assise au lit ?

Relever la tête du lit ou utiliser des oreillers dans le dos, plier légèrement les jambes avec un coussin sous les genoux, ajuster les appuis latéraux si besoin. Cette position favorise le confort, la digestion et la respiration.

43. Qu'est-ce que la position Fowler ?

C'est une position semi-assise avec le dos relevé entre 45° et 60°, les jambes légèrement fléchies. Elle est utilisée pour les repas, le repos, ou en cas de troubles respiratoires. Elle limite les risques d'escarres et facilite la participation.

44. Comment éviter de se pencher en avant pendant une mobilisation ?

S'approcher le plus près possible du lit ou de la personne, plier les genoux, utiliser ses jambes pour se baisser ou se relever. Pencher en avant sans soutien lombaire est un geste à risque pour le dos.

45. Pourquoi faut-il utiliser le frein sur un fauteuil roulant

Pour sécuriser la personne lors des transferts ou des arrêts prolongés. Sans les freins, le fauteuil peut glisser et provoquer une chute. C'est un geste simple mais indispensable à chaque usage.

46. Que faire si une aide technique est mal adaptée ?

Ne pas l'utiliser. En informer immédiatement le référent ou l'ergothérapeute. Un matériel mal réglé ou inadapté est dangereux pour la personne comme pour le soignant.

47. Quelle est la différence entre transfert actif et passif ?

Un transfert actif est réalisé avec la participation de la personne (elle pousse sur ses jambes, s'assoit…). Un transfert passif est effectué entièrement par le soignant (avec lève-personne ou portage). L'objectif est toujours de favoriser l'autonomie si possible.

48. Qu'est-ce qu'un appui plantaire bien positionné ?

C'est quand les pieds de la personne sont à plat sur un support stable (sol ou repose-pieds), jambes à 90°, sans tension. Cela évite la glissade, les troubles posturaux et favorise une bonne circulation.

49. Pourquoi faut-il éviter de tirer une personne par les bras

Parce que cela peut provoquer des luxations, des douleurs, voire des blessures musculaires ou tendineuses. Il faut toujours passer par les hanches, le dos ou utiliser les aides prévues. C'est une règle de sécurité incontournable.

50. Comment aider une personne à passer du lit au fauteuil

Installer le fauteuil du côté valide, bloquer les freins, asseoir la personne au bord du lit, la faire pivoter lentement, l'aider à s'installer, ajuster les appuis. Utiliser une ceinture de transfert si besoin, toujours en expliquant les gestes.

51. Qu'est-ce que la "règle des trois appuis" ?

C'est une règle de stabilité : toujours avoir trois points d'appui au sol ou sur le mobilier (deux pieds et une main, ou deux mains et un pied). Elle permet d'éviter les pertes d'équilibre pendant les gestes.

52. Que faire si la personne a des douleurs articulaires lors d'une mobilisation ?

Adapter les gestes, respecter le rythme, réduire l'amplitude, utiliser les coussins ou aides techniques. Ne jamais forcer. Informer l'équipe pour réévaluation de la prise en charge.

53. Pourquoi varier les tâches dans la journée ?

Pour éviter la fatigue localisée, les postures prolongées, et maintenir l'attention. Alterner les soins assis, debout, les mobilisations, les transmissions, permet de mieux répartir les efforts et de prévenir les TMS.

54. Quelle attitude adopter face à une personne en surpoids ?

Ne jamais soulever seul. Préparer le matériel adapté (lit renforcé, lève-personne, aides au transfert), prévoir un binôme, respecter la personne sans la juger. La mobilisation doit être anticipée et sécurisée.

55. Que signifie "mobilisation sécurisée" ?

C'est une mobilisation qui respecte la santé du soignant, la sécurité de la personne, les protocoles en vigueur, et qui utilise si besoin du matériel adapté. Cela suppose aussi une bonne communication avant, pendant et après le geste.

56. Pourquoi faut-il toujours expliquer ce que l'on fait avant une mobilisation ?

Parce que cela rassure la personne, favorise sa participation et évite les réactions imprévues. C'est une marque de respect et de sécurité. Même si la personne semble désorientée, la parole a un effet apaisant.

57. Quelle est la bonne distance entre le soignant et la personne à mobiliser ?

Il faut être au plus près, sans se pencher. Garder la charge contre soi, bras fléchis, épaules relâchées. Plus la distance est grande, plus la pression sur le dos augmente.

58. Que faire en cas de fatigue physique en cours de journée ?

Se reposer quelques instants si possible, s'étirer discrètement, en parler à un collègue. Il ne faut pas ignorer les signes de fatigue, car ils précèdent souvent les blessures. Signaler si cela devient fréquent.

59. Que signifie "respect de l'axe du dos" ?

C'est garder la colonne vertébrale bien alignée : tête, tronc et bassin dans le même axe. Cela évite les torsions et les contraintes. Cette règle est valable en position debout comme assise ou accroupie.

60. Pourquoi est-il important d'évaluer la charge avant de la soulever ?

Pour anticiper le poids, le volume, le type de prise, la nécessité d'une aide. Soulever une charge inconnue peut entraîner des accidents. En cas de doute, il vaut mieux demander de l'aide ou utiliser une aide technique.

61. Qu'est-ce qu'un plan de glisse et à quoi sert-il ?

C'est une planche rigide utilisée pour faire glisser une personne d'un lit à un fauteuil (ou inversement) sans la soulever. Elle réduit l'effort physique du soignant et préserve la sécurité de la personne aidée, surtout en cas de perte partielle d'autonomie.

62. Pourquoi faut-il régler la hauteur du lit avant un soin ?

Pour adapter la hauteur à celle du soignant et éviter de se pencher. Le lit doit être à hauteur des hanches du soignant pour les soins d'hygiène, et en position basse après le soin pour la sécurité de la personne.

63. Comment éviter les tensions dans les épaules ?

En gardant les épaules détendues, les bras proches du corps, et en répartissant l'effort entre les deux côtés. Éviter les gestes en hauteur, les bras tendus, et les postures figées. S'étirer régulièrement aide aussi à soulager les tensions.

64. Quelle est la règle de base pour tourner une personne dans le lit ?

Plier ses jambes, l'orienter doucement en maintenant épaules et bassin alignés, utiliser les appuis naturels (bras, jambes) et un drap de glisse si besoin. Toujours prévenir avant le mouvement, et respecter le rythme de la personne.

65. Pourquoi doit-on limiter les gestes répétitifs ?

Parce qu'ils fatiguent certaines articulations (poignets, épaules, dos) et provoquent des TMS à long terme. Varier les tâches, utiliser des aides techniques et prendre des pauses permet de prévenir ces troubles.

66. Quelle est la bonne position pour faire la toilette des jambes au lit ?

Se placer au bord du lit, soulever doucement une jambe après l'autre, fléchir les genoux, soutenir la jambe au niveau du genou ou de la cheville. Ne jamais tirer ou forcer un mouvement.

67. Comment aider une personne à se redresser dans son lit

Lui demander de plier les jambes, de pousser avec les talons et de s'appuyer sur les coudes. L'aide-soignant peut accompagner le mouvement en soutenant le dos ou les épaules, en respectant les principes d'ergonomie.

68. Pourquoi la présence d'un deuxième soignant est-elle parfois indispensable ?

Parce que certaines mobilisations (personne très dépendante, obèse, non coopérante) nécessitent deux personnes pour répartir l'effort, assurer la sécurité et éviter les blessures. Travailler en binôme améliore aussi la coordination.

69. Quelle est la posture de sécurité pour faire un soin assis

Dos droit, pieds à plat, avant-bras en appui sur les cuisses ou une table, écran ou support à hauteur des yeux si utilisé. Il faut éviter les positions avachies ou prolongées sans mouvement.

70. Quelles vérifications faire avant de mobiliser une personne ?

Évaluer l'état de conscience, les capacités motrices, la douleur, l'environnement (espace, freins, sol), le matériel disponible, et la présence d'un autre soignant si nécessaire. Cette préparation évite les incidents.

71. Que faire si la personne a un déséquilibre en position debout ?

La rassurer, la faire asseoir rapidement si possible, la maintenir doucement par les hanches, jamais par les bras. Si la chute est inévitable, accompagner la descente au sol sans forcer.

72. Pourquoi faut-il travailler "bras près du corps" ?

Parce que cela réduit la tension sur les épaules et le dos, permet une meilleure force de levier, et favorise l'équilibre. Travailler bras tendus crée une surcharge inutile sur les muscles et articulations.

73. Comment installer une personne correctement au fond de son fauteuil ?

Lui demander d'avancer les fesses, puis de pousser sur ses pieds et ses bras. Si elle ne peut pas, l'aide-soignant l'aide en positionnant ses mains sous les fesses ou avec un drap de glisse. Bien caler le dos à la fin.

74. Que signifie "écouter son corps" dans la pratique professionnelle ?

C'est être attentif à ses signaux : douleurs, raideurs, fatigue. Ne pas les ignorer, adapter ses gestes, varier les postures.

Cette vigilance évite les blessures et prolonge la capacité à exercer dans de bonnes conditions.

75. Pourquoi les pauses actives sont-elles utiles ?

Elles permettent de détendre les muscles, de réactiver la circulation, de prévenir les douleurs. Quelques étirements, une marche courte ou un changement de tâche suffisent à améliorer le confort de travail.

76. Comment se protéger le dos lors de la mise en place d'une alèse ?

Plier les jambes, se rapprocher du lit, faire glisser l'alèse en pivotant le tronc et non en se penchant. Utiliser un drap de glisse si besoin, ou travailler à deux pour répartir l'effort.

77. Que faire si l'environnement de travail est inadapté ?

Le signaler au responsable, proposer des aménagements (hauteur de lit, rangement du matériel, éclairage). Adapter son geste dans la mesure du possible. Le signalement participe à l'amélioration des conditions de travail.

78. Quelle attitude adopter en cas de difficulté à effectuer un geste ?

S'arrêter, analyser le problème, demander de l'aide ou adapter sa technique. Ne pas forcer ni improviser. Mieux vaut retarder un soin que de prendre un risque pour soi ou la personne.

79. Quels gestes simples peuvent soulager le dos au quotidien ?

Fléchir les genoux au lieu de se pencher, porter les charges près du corps, changer souvent de position, faire quelques étirements le matin et entre deux soins. Adopter ces réflexes limite la fatigue et les douleurs.

80. Pourquoi est-il essentiel de former les équipes à l'ergonomie ?

Parce que cela prévient les accidents, améliore les soins, renforce le confort de travail et diminue l'absentéisme. Une équipe formée agit avec plus d'efficacité, de cohérence et de sécurité.

81. Que signifie "adapter l'environnement à la personne"

C'est aménager l'espace en fonction de ses capacités : lit à bonne hauteur, fauteuil accessible, barres d'appui, éclairage suffisant. Cela favorise l'autonomie, réduit les risques de chute et facilite les soins.

82. Pourquoi faut-il ajuster la hauteur du fauteuil lors d'un transfert ?

Pour faciliter la mise en charge des jambes, éviter les chutes, et limiter l'effort du soignant. Le fauteuil doit être à hauteur équivalente ou légèrement inférieure à celle du lit pour un transfert fluide.

83. Quelle est l'importance de l'observation dans l'ergonomie ?

Observer la posture, la douleur, les réactions permet d'adapter les gestes, d'anticiper les risques et d'éviter les blessures. L'observation est au cœur de la prévention et de la personnalisation des soins.

84. Que faire si une personne présente des raideurs articulaires ?

Mobiliser doucement, sans forcer, à son rythme. Utiliser des coussins de positionnement, adapter la fréquence et l'amplitude des soins, signaler à l'équipe pour un suivi spécifique (kiné, ergothérapeute...).

85. Quelle est la bonne position pour une personne allongée de côté ?

Tête soutenue par un oreiller, bras en avant sur un coussin, genou supérieur fléchi avec un coussin entre les jambes. Le dos doit être aligné. Cette position évite les douleurs et favorise le repos.

86. Quels sont les risques d'un environnement mal rangé

Chutes, trébuchements, perte de matériel, gestes inadaptés, stress. Un espace ordonné et dégagé permet une intervention rapide, efficace et sécurisée pour le soignant et la personne aidée.

87. Comment bien se positionner pour installer un bas de contention ?

S'asseoir ou s'agenouiller à côté du lit, plier le genou de la personne, utiliser un enfile-bas si possible, garder le dos droit, tirer progressivement sans à-coups. Il faut être formé à ce geste spécifique.

88. Que faire si une personne a un lit sans réglage électrique ?

Adapter sa propre posture (genoux fléchis, genou au sol), demander de l'aide, utiliser des coussins ou appuis pour soulager. Éviter de se pencher longtemps. Signaler la nécessité d'un lit médicalisé si besoin.

89. Comment prévenir les troubles veineux lors des soins

Favoriser la mobilisation, surélever les jambes au repos, proposer des exercices simples, installer confortablement, mettre en place les bas de contention si prescrits. L'immobilité est un facteur aggravant.

90. Pourquoi faut-il garder les talons dégagés chez une personne alitée ?

Pour éviter les escarres. Les talons sont des points d'appui sensibles. On peut utiliser un coussin sous les mollets pour surélever les talons et limiter la pression sur cette zone fragile.

91. Quels signes indiquent une mauvaise installation au fauteuil ?

Glissement, douleur, appuis mal répartis, dos rond, pieds pendants, fatigue rapide. Une bonne installation doit être stable, confortable et durable. Il faut toujours réajuster si la posture semble inconfortable.

92. Que signifie "position de confort" ?

C'est une posture qui respecte l'axe du corps, soutient les appuis, favorise la respiration et limite les tensions. Elle est personnalisée selon l'état de la personne, et peut être couchée, assise ou semi-assise.

93. Quelle est la bonne attitude face à un collègue qui fait un geste dangereux ?

Lui signaler calmement, proposer son aide, rappeler les principes d'ergonomie. La prévention est collective. Mieux vaut prévenir un accident que réparer après. Il ne s'agit pas de critiquer, mais de protéger.

94. Pourquoi faut-il respecter son propre rythme pendant la journée ?

Pour éviter la fatigue cumulative, les gestes brusques ou bâclés, et rester concentré. Chacun a ses limites : mieux vaut ralentir un peu que se blesser ou faire une erreur.

95. Comment organiser une journée pour limiter la fatigue physique ?

Alterner les tâches (soins, ménage, transferts, transmissions), planifier les soins lourds avec aide, intégrer des pauses courtes, boire régulièrement, s'étirer. L'auto-organisation est un outil de santé au travail.

96. Que signifie "se protéger en protégeant l'autre" ?

C'est appliquer les règles d'ergonomie pour soi (bonne posture) tout en veillant à la sécurité et au confort de la personne. Les deux objectifs sont indissociables : un soin mal fait est dangereux pour tous.

97. Quelle est la place de l'ergonomie dans le travail en équipe ?

Centrale : les collègues se soutiennent, se relaient, s'observent. Une bonne communication permet de répartir les efforts et d'éviter les gestes dangereux. L'ergonomie est une responsabilité collective.

98. Pourquoi éviter de faire plusieurs choses en même temps pendant un soin ?

Parce que cela augmente le risque d'erreur, de mauvaise posture ou d'oubli. Mieux vaut faire un soin à la fois, bien exécuté, en étant présent à la personne et à ses réactions.

99. Quelle est la règle à retenir face à toute situation à risque pour le corps ?

Toujours **s'arrêter, évaluer, adapter ou demander de l'aide**. Le réflexe de "faire vite" est dangereux. La sécurité du soignant est une priorité pour garantir des soins durables et efficaces.

100. Quelle est la clé d'une bonne ergonomie au quotidien

Anticipation, observation, communication, respect de soi et de l'autre. Ces piliers permettent de préserver la santé du soignant, la dignité de la personne, et la qualité du soin dans le temps.

FICHE 1 – Les principes fondamentaux de l'ergonomie

Définition

L'ergonomie est l'adaptation du travail à l'homme. Elle vise à :

- Préserver la santé physique du soignant
- Favoriser la sécurité et le confort de la personne aidée
- Optimiser l'efficacité des soins

Objectifs principaux

- Prévenir les TMS (troubles musculo-squelettiques)
- Réduire la fatigue et les accidents
- Maintenir une posture correcte en toute circonstance

Zones à risque

- Dos (lombaires), épaules, genoux, poignets

FICHE 2 – Les postures et gestes sécurisés

Principes clés

- Dos droit, genoux fléchis
- Charge près du corps
- Répartition équilibrée de l'effort
- Ne jamais tordre le tronc
- Varier les positions dans la journée

Gestes à éviter

- Se pencher jambes tendues
- Soulever seul une personne dépendante
- Tirer une personne par les bras
- Travailler bras tendus ou en hauteur prolongée

Utilisation du matériel

- Régler la hauteur du lit avant un soin
- Utiliser les freins du fauteuil
- Préparer le matériel avant la mobilisation

FICHE 3 – La manutention et les aides techniques

Avant une mobilisation

- Évaluer les capacités de la personne
- Dégager l'espace
- Vérifier le matériel (freins, lit, fauteuil…)
- Prévoir un binôme si besoin

Aides techniques

- Lève-personne
- Planche de transfert
- Draps de glisse
- Ceintures de transfert
- Barres d'appui

Transferts sécurisés

- Lit → fauteuil : placer le fauteuil du côté valide
- Fauteuil → lit : encourager la participation
- Utiliser des gestes lents, clairs, expliqués

FICHE 4 – Prévention, observation et organisation

Prévenir les douleurs et accidents

- Travailler à bonne hauteur
- Alterner les tâches
- Écouter les signaux du corps
- Faire des pauses actives
- S’étirer en cas de tension

Observer la personne

- Douleurs, crispations
- Raideurs, peur de bouger
- Glissements ou mauvaise posture

Organisation du travail

- Matériel à portée de main
- Environnement dégagé
- Travail en binôme pour les gestes lourds
- Rythme adapté au soignant comme à la personne aidée

FICHE 5 – Ergonomie, relation et posture professionnelle

Relation avec la personne

- Expliquer chaque geste
- Encourager la participation
- Respecter les refus et les limites
- Adopter une posture rassurante

Travail en équipe

- Se relayer dans les tâches physiques
- Communiquer sur les difficultés
- Signaler les risques matériels ou humains

Posture professionnelle

- Être vigilant sans se surmener
- Préserver son corps : outil de travail essentiel
- L'ergonomie est une responsabilité partagée pour durer dans le métier

Relation et communication

1. Qu'est-ce que la relation soignant-soigné ?

C'est le lien professionnel qui se tisse entre la personne soignée et le soignant. Elle repose sur l'écoute, la confiance, le respect, l'éthique et la bienveillance. Cette relation influence fortement la qualité des soins et le vécu de la personne.

2. Pourquoi la communication est-elle essentielle dans les soins ?

Parce qu'elle permet d'expliquer, de rassurer, de comprendre les besoins, de repérer les non-dits et d'éviter les malentendus. Une bonne communication améliore l'efficacité des soins et la coopération de la personne.

3. Quelle est la différence entre communication verbale et non verbale ?

La communication verbale utilise les mots. La non-verbale repose sur les gestes, le regard, le ton de la voix, les silences, la posture. Elle exprime parfois plus que les paroles et doit être cohérente avec le discours.

4. Qu'est-ce que l'écoute active ?

C'est une manière d'écouter en étant totalement disponible, sans juger, en reformulant les propos, en montrant de l'intérêt. Elle permet à la personne de se sentir reconnue, entendue, respectée, et favorise l'expression sincère.

5. Comment instaurer une relation de confiance avec une personne soignée ?

En étant ponctuel, honnête, respectueux, constant dans ses attitudes. En expliquant les soins, en respectant l'intimité, en tenant ses engagements. La confiance se construit dans les petites attentions et la régularité.

6. Pourquoi faut-il respecter la pudeur de la personne ?

Parce que chaque individu a une sensibilité et une histoire. Respecter la pudeur, c'est préserver la dignité, éviter les humiliations et créer un climat sécurisant. Cela renforce la relation et la coopération.

7. Quelle posture adopter face à une personne en colère ?

Rester calme, ne pas hausser le ton, écouter sans interrompre, reconnaître les émotions sans les nier. Proposer un temps de retour au calme, expliquer si possible. L'objectif est d'apaiser et non de répondre à la colère.

8. Que faire si une personne refuse de parler ?

Respecter son silence, ne pas forcer. Rester présent, disponible, proposer un échange plus tard. Parfois, le silence est une forme de communication. L'important est de ne pas rompre le lien.

9. Comment adapter sa communication à une personne âgée désorientée ?

Parler lentement, utiliser des mots simples, rester face à elle, utiliser des gestes ou des objets concrets. Répéter sans agacer, garder un ton calme. L'important est de sécuriser et de faciliter la compréhension.

10. Que signifie "adopter une distance professionnelle" ?

C'est rester empathique sans être envahi émotionnellement. Ne pas devenir un ami, ne pas juger ni s'identifier. Garder une juste proximité pour rester efficace, protecteur et bienveillant.

11. Comment réagir face à une personne en pleurs ?

Rester auprès d'elle, ne pas fuir le moment, proposer un mouchoir, écouter sans interrompre. Parfois, le silence est plus aidant que les mots. Il faut montrer qu'on est là, sans juger ni minimiser la douleur.

12. Pourquoi adapter son vocabulaire est-il important ?

Parce que le jargon médical ou technique peut être incompris. Adapter son langage permet à la personne de mieux saisir ce qui se passe, de participer aux soins, de ne pas se sentir exclue ou infantilisée.

13. Quelle est la place du toucher dans la relation de soin

Le toucher professionnel (tenir une main, soutenir un bras, tapoter l'épaule...) peut apaiser, rassurer, créer du lien. Il doit toujours être respectueux, non intrusif, adapté à la personne et à la situation.

14. Comment communiquer avec une personne malentendante ?

Parler lentement, articuler sans crier, rester bien en face, écrire si nécessaire. Utiliser des gestes, des pictogrammes ou des supports visuels. Vérifier que la personne a bien compris, sans la brusquer.

15. Que faire face à une personne agressive verbalement

Ne pas répondre sur le même ton. Prendre de la distance émotionnelle, chercher la cause (douleur, angoisse, frustration). Poser des limites calmes mais fermes, et transmettre à l'équipe si nécessaire.

16. Quelle attitude adopter face à une personne en fin de vie ?

Être dans la présence, la douceur, l'écoute. Accepter les silences, parler si la personne le souhaite, tenir la main si cela est autorisé. C'est un accompagnement humain avant tout, au-delà du soin technique.

17. Que faire si une personne exprime une souffrance morale ?

L'écouter, la laisser parler, montrer qu'on comprend sans juger. Ne pas banaliser. Transmettre à l'équipe soignante ou aux référents sociaux si besoin. L'aide-soignant n'est pas psychologue, mais il est souvent le premier confident.

18. Comment communiquer efficacement avec une famille inquiète ?

Accueillir l'émotion, rester factuel, expliquer son rôle, orienter vers l'équipe médicale pour les informations techniques. Rassurer sur l'accompagnement, écouter les attentes sans faire de promesse qu'on ne peut tenir.

19. Pourquoi faut-il garder une attitude bienveillante en toutes circonstances ?

Parce que la personne aidée est souvent vulnérable. La bienveillance permet de créer un climat de confiance, de réparer des blessures relationnelles, et de redonner à la personne sa place et sa valeur.

20. Quelle est la première règle à respecter dans toute communication professionnelle ?

Le respect de l'autre : respect de ses émotions, de sa parole, de son silence, de sa dignité. Cela commence par une posture ouverte, une écoute réelle, un langage adapté et une cohérence entre les gestes et les mots.

21. Que signifie « empathie » dans la relation de soin ?

L'empathie est la capacité à se mettre à la place de l'autre pour comprendre ce qu'il ressent, sans s'y noyer. C'est une posture de cœur et d'écoute, qui permet d'accompagner sans juger ni interpréter, tout en gardant sa propre stabilité émotionnelle.

22. Pourquoi la reformulation est-elle utile ?

Reformuler les propos de la personne permet de montrer qu'on a bien compris, de clarifier ses besoins, et d'éviter les malentendus. Cela renforce le lien et l'écoute active : "Si je comprends bien, vous voulez dire que... ?"

23. Comment répondre à une question qu'on ne peut pas ou ne doit pas traiter ?

Dire avec sincérité : "Je ne suis pas habilité à vous répondre, mais je vais transmettre votre demande à la personne compétente." Mieux vaut reconnaître ses limites que donner une réponse incomplète ou inexacte.

24. Quelle est l'importance du regard dans la communication ?

Un regard franc, respectueux et posé montre l'attention portée à la personne. Il exprime une présence réelle. Le regard fuyant ou trop insistant peut au contraire provoquer malaise ou méfiance.

25. Pourquoi le silence peut-il être un outil de communication ?

Parce qu'il laisse à l'autre l'espace de réfléchir, d'exprimer ses émotions, de se sentir écouté sans pression. Un silence bienveillant est souvent plus puissant qu'un flot de paroles.

26. Comment accueillir les émotions sans les minimiser ?

En validant ce que la personne ressent ("Je comprends que cela vous touche"), en étant disponible, en ne coupant pas la parole, et en gardant une attitude calme. Éviter les phrases du type "ça va aller" ou "ne vous inquiétez pas".

27. Pourquoi l'authenticité est-elle essentielle dans la relation d'aide ?

Parce qu'une personne vulnérable ressent vite si on joue un rôle. Être sincère, juste, vrai dans ses mots et son attitude inspire la confiance et permet une relation humaine plus profonde et respectueuse.

28. Comment réagir face à une personne qui répète sans cesse la même chose ?

Garder son calme, répondre avec patience, reformuler différemment si possible, et comprendre que cela peut être lié à une anxiété ou une désorientation. Répéter les mêmes réponses, sans irritation, permet de sécuriser la personne.

29. Pourquoi le contexte influence-t-il la communication ?

Le lieu, le moment, la présence d'autres personnes influencent la qualité d'un échange. Un entretien au calme ne sera pas vécu de la même façon qu'une question posée dans un couloir bruyant.

30. Comment réagir face à des propos blessants ou déplacés ?

Rester calme, ne pas réagir émotionnellement, poser une limite claire et professionnelle : "Je suis là pour vous aider, mais je ne peux pas accepter ce type de propos." Transmettre à l'équipe si nécessaire.

31. Que faire si une personne parle une langue que je ne comprends pas ?

Utiliser des gestes simples, des pictogrammes, des images. Rechercher un médiateur linguistique ou un membre de la famille si autorisé. Le non-verbal prend alors une grande importance.

32. Pourquoi faut-il s'adapter aux capacités cognitives de la personne ?

Parce qu'un discours trop complexe risque de la perdre ou de la frustrer. Adapter son langage permet de préserver sa compréhension, sa participation et son autonomie dans les soins.

33. Comment se faire comprendre d'une personne souffrant de troubles cognitifs ?

Utiliser des phrases courtes, simples, toujours dans le même ordre, avec des gestes. Répéter calmement, ne jamais s'énerver. Utiliser les repères de la personne (objets, routines, visages familiers).

34. Quelle attitude adopter face à une personne qui a honte de se montrer ou d'être aidée ?

Montrer du respect, éviter les regards trop directs, couvrir le corps dès que possible, verbaliser des choses rassurantes ("je suis là pour vous, prenez votre temps"). Valoriser la personne et ne pas banaliser son malaise.

35. Que signifie "relation asymétrique" ?

C'est une relation où l'un est en position d'aide (le soignant), et l'autre en position de demande (la personne soignée). Cette asymétrie impose une vigilance éthique pour ne pas dominer ou infantiliser l'autre.

36. Pourquoi est-il important de connaître l'histoire de vie de la personne ?

Parce qu'elle permet de mieux comprendre ses réactions, ses valeurs, ses besoins, ses peurs. Cela humanise la relation et évite les soins mécaniques. Chaque geste s'inscrit alors dans une histoire personnelle.

37. Comment intégrer la famille dans la relation de soin ?

En les informant (dans le respect du secret), en les écoutant, en reconnaissant leur rôle, sans leur confier ce qui relève du professionnel. La famille est souvent un repère et un soutien pour la personne.

38. Que faire face à un conflit entre collègues ?

En parler calmement, en privé, avec respect. Chercher à comprendre le point de vue de l'autre, éviter l'accusation. Si besoin, faire appel à un tiers ou au cadre. L'objectif est la résolution, pas la domination.

39. Pourquoi la communication avec l'équipe soignante est-elle cruciale ?

Parce qu'elle permet une cohérence des soins, évite les erreurs, favorise la continuité. Chaque observation transmise peut avoir un impact sur la prise en charge globale de la personne.

40. Que signifie "transmettre une information pertinente"

C'est transmettre une information claire, utile, factuelle, sans jugement. Exemple : "Madame Dupont a refusé la toilette ce matin" est plus pertinent que "Elle est de mauvaise humeur."

41. Quelle est la différence entre sympathie et empathie ?

La sympathie, c'est ressentir avec l'autre. L'empathie, c'est comprendre sans s'identifier. En soin, on privilégie l'empathie pour rester professionnel tout en étant humain et à l'écoute.

42. Comment préserver sa propre stabilité émotionnelle ?

En prenant du recul, en partageant en équipe, en acceptant ses limites. La supervision, l'analyse de pratiques ou l'échange entre collègues aident à ne pas "prendre tout pour soi".

43. Pourquoi est-il important d'avoir une attitude constante

Parce qu'une personne fragile a besoin de repères stables. Un comportement cohérent et régulier sécurise et instaure une confiance durable. L'instabilité du soignant peut générer de l'anxiété.

44. Comment valoriser la personne dans le soin ?

En la laissant faire ce qu'elle peut, en lui demandant son avis, en respectant ses choix. La valorisation passe aussi par la parole : "vous avez bien fait", "vous vous débrouillez bien".

45. Que faire si on se sent mal à l'aise face à une situation ?

Ne pas rester seul, en parler à l'équipe, au cadre ou à un collègue de confiance. Ce n'est pas une faiblesse, mais une preuve de professionnalisme. Le recul partagé permet de mieux réagir.

46. Quelle est la place de l'humour dans la relation de soin

S'il est bienveillant et adapté, il peut détendre, alléger une situation, créer du lien. Mais il ne doit jamais être moqueur, intrusif ou utilisé pour éviter une vraie écoute.

47. Comment respecter la culture et les croyances de la personne ?

En posant des questions ouvertes, sans juger, en adaptant les soins quand c'est possible, en respectant les rites et les rythmes. La neutralité bienveillante est la clé.

48. Que faire si une personne ne comprend pas ce que vous dites ?

Changer de formulation, simplifier, utiliser des exemples concrets ou des gestes. Vérifier la compréhension, rester calme. L'important est d'adapter, pas de répéter mécaniquement.

49. Pourquoi la bienveillance est-elle une compétence professionnelle ?

Parce qu'elle s'apprend, se travaille, s'ajuste. Être bienveillant, c'est agir avec attention, respect, sans jugement, même face à des comportements difficiles. Cela soutient le soin et le lien.

50. Quel est le rôle de la communication dans la prévention des maltraitances ?

Une bonne communication permet de repérer les signes, de faire parler la personne, d'alerter. Elle instaure un climat de confiance où la parole peut circuler. Le non-dit est souvent un terreau pour les abus.

71. Que faire si la personne vous confie une information confidentielle ?

Respecter le **secret professionnel**. Si l'information concerne un danger pour elle ou autrui (maltraitance, tentative de suicide), transmettre **au bon interlocuteur (cadre, infirmier, médecin)**, sans en parler autour. Toujours agir avec discrétion et discernement.

72. Comment réagir si une personne vous insulte sous l'effet d'un trouble cognitif ?

Ne pas prendre l'insulte personnellement. Rester calme, mettre de la distance si besoin, sécuriser la situation, parler doucement. Une fois l'épisode passé, évaluer les causes possibles et en informer l'équipe.

73. Pourquoi faut-il éviter les jugements dans la communication ?

Parce qu'un jugement ferme la parole, crée de la honte ou de la peur, et détruit la relation. Même si l'on ne comprend pas une réaction, il faut écouter sans interpréter et sans critiquer.

74. Comment repérer qu'une personne ne va pas bien psychologiquement ?

Changement de comportement, retrait, tristesse, agressivité inhabituelle, perte d'appétit, sommeil perturbé. L'aide-soignant n'est pas psychologue, mais peut alerter l'équipe pour une évaluation plus approfondie.

75. Que faire si une personne demande à parler à un prêtre, un imam ou un rabbin ?

Respecter la demande. Transmettre à l'équipe ou au cadre pour que la personne puisse exercer librement sa religion. Ne jamais banaliser ou juger ce besoin spirituel, surtout en fin de vie.

76. Quelle posture adopter face à une personne en grande détresse ?

Être présent, écouter, parler doucement, poser une main si c'est accepté. Ne pas chercher à tout résoudre, mais offrir un espace d'accueil. Puis, alerter l'équipe pour une prise en charge adaptée.

77. Que signifie « validation émotionnelle » ?

C'est reconnaître le droit de la personne à ressentir ce qu'elle ressent : "Je vois que cela vous bouleverse." Cela n'implique pas d'être d'accord, mais de reconnaître que l'émotion est légitime.

78. Comment réagir si une personne se confie et que vous vous sentez débordé ?

Écouter sans promettre l'impossible, rassurer sur le fait que vous allez transmettre, puis faire un relais vers l'infirmier, le psychologue ou le cadre. Ne pas porter seul un poids émotionnel trop lourd.

79. Pourquoi faut-il se méfier des habitudes dans la relation

Parce qu'on peut croire connaître la personne alors qu'elle évolue. L'habitude peut faire oublier l'écoute active et transformer la relation en routine. Rester attentif et curieux est essentiel.

80. Comment encourager une personne à s'exprimer ?

Créer un climat sécurisant, poser des questions ouvertes, montrer qu'on écoute, ne pas interrompre. Par exemple : "Comment vous vous sentez aujourd'hui ?" ou "Qu'est-ce qui vous ferait du bien ?"

81. Pourquoi la communication est-elle un soin à part entière ?

Parce qu'elle apaise, soutient, oriente, valorise. Elle permet à la personne de se sentir exister, comprise, accompagnée. Un mot peut soigner autant qu'un geste technique.

82. Quelle est la règle d'or dans la communication en situation de stress ?

Parler lentement, poser sa voix, respirer profondément. Ne pas répondre sous le coup de l'émotion. Revenir à l'objectif : calmer, comprendre, protéger.

83. Comment éviter les malentendus dans une équipe ?

Clarifier ce qui a été dit ou fait, reformuler, ne pas supposer. Favoriser les transmissions orales claires et les écrits lisibles. La précision évite les tensions.

84. Pourquoi la reconnaissance du travail de chacun est-elle importante ?

Parce qu'elle valorise, motive et renforce l'estime de soi. Dire à un collègue “merci”, “tu as bien géré”, c'est entretenir une bonne dynamique d'équipe et réduire les conflits.

85. Que faire si vous êtes témoin d'une parole ou d'un geste inapproprié envers un résident ?

Intervenir si la sécurité est en jeu, sinon transmettre immédiatement à l'encadrement. Le respect et la bientraitance sont l'affaire de tous. Se taire, c'est laisser faire.

86. Quelle est la différence entre informer et imposer ?

Informer, c'est expliquer, proposer, laisser le choix. Imposer, c'est forcer sans concertation. En tant que soignant, on informe pour que la personne puisse participer aux décisions.

87. Comment gérer la communication avec une personne anxieuse ?

Parler calmement, rassurer, répéter les consignes, ne pas aller trop vite. L'anxiété rend la concentration difficile. Le ton de la voix compte autant que les mots.

88. Que signifie "écouter sans interrompre" ?

C'est laisser la personne s'exprimer jusqu'au bout, sans anticiper sa pensée. Cela montre qu'on respecte sa parole et qu'on la considère comme importante.

89. Pourquoi faut-il adapter sa communication selon la situation ?

Parce qu'on ne parle pas de la même manière à une personne âgée, à un enfant ou à un patient en urgence. Le niveau de stress, les capacités cognitives, le contexte exigent souplesse et adaptation.

90. Comment conclure un échange de façon respectueuse

En remerciant, en reformulant ce qui a été dit, en assurant un suivi si besoin ("Je transmets à l'infirmière."). Une fin d'échange claire rassure la personne et évite les oublis.

91. Pourquoi est-il essentiel de connaître ses limites personnelles ?

Pour ne pas s'épuiser, ne pas s'impliquer émotionnellement au point de souffrir, et rester professionnel. Connaître ses limites permet de demander de l'aide, de se protéger et de mieux accompagner.

92. Que faire si une personne refuse le dialogue ?

Respecter son silence, lui laisser du temps, montrer que l'on reste disponible. La présence silencieuse est parfois plus porteuse que des mots forcés.

93. Quelle est la place de la transmission écrite dans la communication ?

Elle permet une traçabilité, un suivi précis, une continuité des soins. Elle complète la transmission orale. Elle doit être claire, factuelle, datée et signée.

94. Comment éviter les conflits liés à un malentendu ?

Clarifier rapidement, reformuler ce qui a été mal compris, ne pas laisser traîner les tensions. Un simple échange peut désamorcer un conflit latent.

95. Pourquoi la neutralité est-elle importante ?

Elle permet de ne pas projeter ses opinions, de rester équitable avec tous les patients, et d'offrir une écoute sans jugement. C'est une posture éthique et professionnelle.

96. Que faire si un patient vous demande de garder un secret qui nuit à sa santé ?

Ne pas promettre de garder ce secret. Expliquer que vous devez transmettre pour le protéger. Transmettre discrètement à l'équipe. Le secret professionnel a des limites en cas de danger.

97. Comment réagir si une personne ne supporte pas le contact physique ?

Respecter son besoin d'espace, proposer plutôt un contact verbal, lui demander ce qu'elle préfère. Chaque personne a ses repères corporels. Le respect de ces limites est essentiel.

98. Que signifie "écouter avec bienveillance" ?

C'est accueillir sans juger, avec attention et ouverture. C'est s'intéresser sincèrement à ce que dit la personne, sans penser à ce qu'on va répondre.

99. Pourquoi faut-il accepter les silences dans la relation d'aide ?

Parce qu'ils permettent à l'autre de réfléchir, de respirer, de ressentir. Le silence n'est pas un vide, c'est un espace pour que la parole ait du sens.

100. Quelle est la finalité de la communication en soins ?

Créer un lien humain, sécuriser, comprendre, apaiser, accompagner. La communication est un **outil de soin** à part entière, au service de la dignité et du bien-être de la personne.

FICHE 1 – Les bases de la relation soignant-soigné

Principes fondamentaux

- Respect, écoute, bienveillance
- Confidentialité et secret professionnel
- Présence, stabilité, disponibilité

Relation asymétrique

- Le soignant est en position d'aide
- La personne est vulnérable : nécessité d'éthique
- Garder la juste distance (ni trop, ni trop peu)

Objectifs de la relation

- Mettre en confiance
- Favoriser l'expression
- Soutenir psychologiquement la personne

FICHE 2 – La communication professionnelle

Types de communication

- **Verbale** : paroles, ton, vocabulaire
- **Non verbale** : regard, gestes, posture, silences

Compétences clés

- Écoute active : reformuler, ne pas interrompre
- Langage adapté à la personne
- Savoir poser des limites sans agressivité

Outils utiles

- Reformulation
- Silences bienveillants
- Questions ouvertes

FICHE 3 – Gérer les émotions et les situations sensibles

Face à la tristesse ou la colère

- Rester calme
- Écouter sans juger
- Accompagner, ne pas fuir l'émotion

Face à l'agressivité

- Ne pas réagir sur le même ton
- Poser un cadre clair et respectueux
- Transmettre si nécessaire

Empathie vs sympathie

- L'empathie comprend sans s'identifier
- Permet de rester professionnel et protecteur

FICHE 4 – S’adapter à la personne et à la situation

Personnes désorientées ou malentendantes

- Parler lentement, avec des mots simples
- Utiliser les gestes et le regard
- Répéter calmement si nécessaire

Diversité culturelle et croyances

- Respect des rites, horaires, alimentation
- Neutralité bienveillante
- Adapter les soins quand c’est possible

Refus de parler ou silence

- Ne pas forcer
- Rester disponible
- Proposer un échange plus tard

FICHE 5 – Communication en équipe et transmissions

Travail en équipe

- Échanger, s'entraider, se relayer
- Respecter les rôles et les compétences
- Éviter les jugements entre collègues

Transmissions efficaces

- Claires, factuelles, sans interprétation
- Orales et/ou écrites
- Respect du secret professionnel

Prévention des conflits

- Clarifier les malentendus
- Dialoguer rapidement
- S'appuyer sur le cadre ou le référent si besoin

Hygiène des locaux hospitaliers

1. Pourquoi l'hygiène des locaux est-elle essentielle en milieu hospitalier ?

Elle permet de prévenir les infections nosocomiales, de sécuriser les soins et de maintenir un cadre sain pour les patients comme pour les professionnels.

2. Qu'est-ce qu'un bio-nettoyage ?

C'est un nettoyage qui associe un nettoyage classique (eau + détergent) à une désinfection pour éliminer les micro-organismes présents sur les surfaces.

3. À quel moment faut-il réaliser un bio-nettoyage ?

Après chaque soin souillant, en fin de poste, ou à une fréquence prévue par le protocole. Il peut être quotidien, hebdomadaire ou ponctuel selon les zones.

4. Quelle est la différence entre nettoyage et désinfection

Le nettoyage enlève les salissures visibles. La désinfection élimine ou tue les micro-organismes invisibles. Les deux sont complémentaires.

5. Quelles sont les zones à risque à nettoyer en priorité ?

Poignées, interrupteurs, surfaces de soins, sanitaires, lits, rampes... Ce sont des zones de contact fréquentes pouvant transmettre des germes.

6. Quel équipement porter lors du bio-nettoyage ?

Blouse de protection, gants à usage unique, éventuellement lunettes et masque selon le protocole. Toujours respecter les règles d'hygiène des mains.

7. Pourquoi faut-il respecter le sens du nettoyage ?

On nettoie toujours du **propre vers le sale** et du **haut vers le bas**, pour éviter de redéposer les microbes sur les surfaces déjà traitées.

8. Quels produits utiliser pour le bio-nettoyage ?

Des détergents-désinfectants conformes aux normes hospitalières (norme EN 1040, EN 1276...), dilués selon les recommandations du fabricant.

9. Que signifie "contact" dans l'efficacité d'un désinfectant

C'est le temps pendant lequel le produit doit rester sur la surface avant d'être essuyé, pour agir efficacement contre les microbes.

10. Pourquoi faut-il respecter les dilutions des produits ?

Une mauvaise dilution peut être inefficace ou dangereuse. Trop dilué = pas désinfectant ; trop concentré = corrosif, toxique ou polluant.

11. Quel est le rôle de la couleur des lavettes ou serpillières

Chaque couleur correspond à une zone : rouge pour les sanitaires, bleu pour les surfaces, jaune pour les lavabos... Cela évite la contamination croisée.

12. Que signifie "contamination croisée" ?

C'est le transfert de microbes d'un endroit contaminé à un endroit propre (ou d'un patient à un autre), souvent via les mains ou le matériel.

13. Quand changer les gants pendant le nettoyage ?

Entre deux pièces ou zones sales, ou dès qu'ils sont souillés ou déchirés. Ne jamais toucher son visage ou ses affaires personnelles avec.

14. Pourquoi aérer les pièces régulièrement ?

L'aération renouvelle l'air, diminue la concentration de particules infectieuses et favorise un environnement sain. Ouvrir les fenêtres au moins 10 min/jour.

15. Comment éliminer les déchets hospitaliers ?

Ils doivent être triés : DASRI (déchets d'activité de soins à risque infectieux), ordures ménagères, recyclables. Chaque catégorie a un contenant spécifique.

16. Pourquoi faut-il désinfecter les sols en dernier ?

Parce qu'ils sont la surface la plus basse et la plus contaminée. On évite ainsi de salir les zones propres déjà traitées.

17. Que faire en cas de souillure par un liquide biologique

Porter des gants, éponger avec du papier jetable, désinfecter avec un produit virucide, jeter le tout dans un sac DASRI.

18. Comment nettoyer un chariot de soins ?

Le vider, désinfecter toutes les surfaces (plateaux, poignées, roulettes), changer les éléments souillés, réorganiser selon protocole.

19. Quels gestes d'hygiène doivent accompagner le bio-nettoyage ?

Hygiène des mains (avant/après), port des EPI, changement de matériel entre chaque zone, lavage des lavettes après usage.

20. Pourquoi interdire l'utilisation de balais à sec ?

Ils soulèvent la poussière et les microbes dans l'air au lieu de les éliminer. On utilise des franges humides ou des balais à plat.

21. Comment entretenir une chambre après un départ de patient ?

Faire un bio-nettoyage complet : surfaces, lit, sols, sanitaires. Aérer, vider les poubelles, désinfecter les objets réutilisables.

22. Quelle est la procédure en cas de suspicion de gale ?

Isoler la chambre, désinfecter les surfaces, laver le linge à 60°C, porter des protections. Alerter immédiatement l'équipe médicale.

23. Comment se fait le nettoyage d'un fauteuil roulant ?

Dépoussiérer, nettoyer avec un détergent, désinfecter poignées, accoudoirs, repose-pieds, roues. Bien sécher après le traitement.

24. Quels sont les risques d'un nettoyage mal fait ?

Infections nosocomiales, épidémies, perte de confiance des patients, mise en danger du personnel et mauvaise image de l'établissement.

25. Quand faut-il nettoyer les poignées de porte ?

Au moins 1 fois par jour, plus en période d'épidémie ou dans les zones à forte fréquentation. C'est une zone très contaminante.

26. Quelle est la fréquence du nettoyage des sanitaires ?

Au moins une fois par jour et après tout usage souillant. En milieu hospitalier, plusieurs nettoyages sont souvent planifiés.

27. Comment nettoyer une chambre en présence d'un patient ?

Demander l'autorisation, préserver l'intimité, nettoyer en limitant le bruit, expliquer les gestes, ne pas déranger les soins en cours.

28. Quels sont les risques d'un mauvais rinçage ?

Résidus de produits toxiques, irritation cutanée, inhalation, inefficacité de la désinfection. Il faut toujours respecter le protocole.

29. Que signifie "nettoyage terminal" ?

C'est un nettoyage complet et approfondi d'une chambre après un départ (hospitalisation ou décès), avant l'arrivée d'un nouveau patient.

30. Qu'est-ce qu'un plan de nettoyage ?

Un document précisant les zones, les fréquences, les produits, les méthodes, le matériel et les responsables du nettoyage.

31. Quel est le rôle de l'aide-soignant dans l'hygiène des locaux ?

Il participe à l'entretien de l'environnement proche du patient, veille à l'application des protocoles et signale toute anomalie.

32. Pourquoi faut-il nettoyer de haut en bas ?

Parce que les saletés tombent. Si on commence par le bas, on salira à nouveau en nettoyant le haut ensuite. C'est une règle d'efficacité.

33. Que faire si un produit est mal étiqueté ou douteux ?

Ne pas l'utiliser, alerter le service compétent, étiqueter si besoin. Un produit non identifié peut être dangereux ou inefficace.

34. Quel est le protocole en cas de vomissement dans une chambre ?

Mettre des gants, éponger, désinfecter avec un produit adapté, aérer la pièce, éliminer les déchets dans les DASRI si souillés.

35. Comment prévenir les infections liées à l'environnement ?

Appliquer rigoureusement les protocoles de nettoyage, aérer, porter les EPI, respecter les circuits propres/sales et signaler toute anomalie.

36. Pourquoi faut-il former régulièrement le personnel au nettoyage ?

Pour maintenir les bonnes pratiques, éviter les routines à risque, actualiser les consignes en fonction des pathologies et produits utilisés.

37. Que faire des produits périmés ou non conformes ?

Les isoler, ne pas les utiliser, les signaler à l'équipe logistique et suivre la procédure d'élimination des produits dangereux.

38. Quelles précautions prendre pour nettoyer un dispositif médical ?

Consulter la fiche technique, utiliser des produits adaptés, éviter l'immersion si interdit, sécher soigneusement, porter des gants.

39. Quelle est la règle d'hygiène entre deux chambres ?

Changer de gants, laver ou changer le matériel utilisé, se désinfecter les mains, éviter d'emmener des germes d'une pièce à l'autre.

40. Pourquoi faut-il noter les opérations de nettoyage ?

Pour assurer la traçabilité, prouver que le protocole est respecté, anticiper les contrôles, améliorer l'organisation et la rigueur.

41. Quelle est la règle de dilution d'un produit ?

Toujours respecter les instructions du fabricant, utiliser un doseur ou un flacon pompe. Trop ou pas assez dilué = inefficace ou dangereux.

42. Que signifie "désinfectant virucide" ?

C'est un produit capable d'éliminer les virus. Il doit porter une norme (EN 14476 par exemple) pour être utilisé contre certains pathogènes.

43. Pourquoi nettoyer les sols avec des franges à usage unique ?

Pour éviter la contamination croisée entre les chambres ou les zones. Elles sont jetées après usage ou lavées selon le protocole.

44. Quand utiliser un chariot de ménage double seau ?

Pour le bio-nettoyage, afin de séparer l'eau propre de l'eau sale et éviter de souiller à nouveau les surfaces.

45. Comment ranger le matériel de nettoyage ?

Dans un local dédié, propre, aéré, bien étiqueté. Le matériel souillé ne doit jamais être stocké avec le propre.

46. Pourquoi faire sécher les surfaces après désinfection ?

Certaines désinfections sont efficaces uniquement après évaporation complète. De plus, l'humidité favorise le développement des microbes.

47. Qu'est-ce qu'une infection nosocomiale ?

C'est une infection contractée à l'hôpital après au moins 48 h d'hospitalisation. Elle peut être liée à l'environnement, au matériel ou aux soins.

48. Que faire si un collègue ne respecte pas les protocoles de nettoyage ?

Lui rappeler calmement les règles, proposer de l'aide si besoin, en parler à l'encadrant si cela persiste. L'hygiène est une responsabilité collective.

49. Pourquoi faut-il nettoyer après chaque soin souillant ?

Pour éviter que des micro-organismes ne se diffusent dans l'environnement. Le nettoyage immédiat évite aussi les tâches incrustées.

50. Quelle est la température recommandée pour laver le linge contaminé ?

Au moins **60°C pendant 30 minutes**, pour assurer l'élimination des germes. Le linge propre doit être stocké à part du sale.

51. Pourquoi faut-il différencier les circuits propre et sale ?

Pour éviter les contaminations croisées. Le matériel sale ne doit jamais entrer en contact avec le matériel propre ou les zones désinfectées.

52. Qu'est-ce qu'un biofilm ?

C'est une couche de micro-organismes résistants fixée sur une surface humide. Il est difficile à éliminer et nécessite un nettoyage rigoureux.

53. Pourquoi le rinçage est-il parfois interdit après désinfection ?

Certains produits doivent sécher à l'air pour être efficaces. Un rinçage annule leur action désinfectante, sauf contre-indication.

54. Que faire si du matériel de nettoyage est cassé ?

Ne pas l'utiliser, le signaler, le mettre de côté, demander un remplacement. Le matériel défectueux nuit à la qualité du nettoyage.

55. Pourquoi nettoyer les chariots de soin chaque jour ?

Parce qu'ils se déplacent de chambre en chambre et peuvent être des vecteurs de contamination. Ils doivent être désinfectés après chaque tournée.

56. Quelles précautions pour le nettoyage des surfaces électroniques ?

Utiliser un chiffon à peine humide avec un désinfectant adapté, éviter les produits agressifs ou les liquides qui pénètrent les circuits.

57. Quel rôle joue la température de l'eau dans le nettoyage ?

L'eau tiède (30–40 °C) favorise le dégraissage. Trop chaude, elle peut fixer les protéines et rendre le nettoyage moins efficace.

58. Que faire si l'environnement dégage une mauvaise odeur ?

Identifier la source (poubelle, linge, sol), nettoyer et désinfecter, aérer la pièce. Une mauvaise odeur peut signaler une souillure persistante.

59. Pourquoi faut-il éviter l'usage excessif de parfum d'ambiance ?

Ils peuvent masquer un problème d'hygiène, provoquer des allergies ou gêner les patients. Mieux vaut un nettoyage efficace et une bonne aération.

60. Comment entretenir les sanitaires d'une chambre de patient ?

Nettoyer la cuvette, le lavabo, le sol, les poignées, le distributeur de savon, les murs si souillés. Respecter l'ordre : propre vers sale.

61. Pourquoi désinfecter les poignées de lit ?

Elles sont touchées plusieurs fois par jour par le patient et le personnel. Ce sont des zones à fort risque de contamination.

62. Que signifie la norme EN 14476 ?

C'est une norme européenne qui garantit qu'un produit est **virucide**, c'est-à-dire capable d'inactiver les virus.

63. Comment gérer les lavettes utilisées ?

Les mettre à laver à 60 °C minimum après chaque usage ou utiliser des lavettes à usage unique selon les protocoles.

64. Quelle est la fréquence de nettoyage d'un réfrigérateur hospitalier ?

Au moins une fois par semaine ou en cas de souillure. Température contrôlée, produits périmés éliminés, nettoyage des clayettes et joints.

65. Pourquoi interdire certains produits ménagers classiques à l'hôpital ?

Ils ne répondent pas aux normes d'hygiène hospitalière, peuvent être allergisants, inefficaces contre certains germes, voire toxiques.

66. Que faire si un patient vomit sur son lit ?

Mettre des gants, protéger le patient, retirer le linge souillé, désinfecter le matelas avec un produit adapté, aérer, transmettre à l'équipe.

67. Comment s'assurer de l'efficacité d'un nettoyage ?

Observer la propreté visuelle, vérifier l'odeur, utiliser des lingettes tests si prévu, remplir les fiches de suivi.

68. Quelles zones nettoyer en priorité lors d'un bio-nettoyage express ?

Poignées, télécommandes, table roulante, barrière de lit, appel malade, interrupteurs, lavabo. Ce sont des "points de contact" fréquents.

69. Pourquoi faut-il laver les sols en "S" ?

Le mouvement en S permet de couvrir toute la surface sans repasser deux fois au même endroit et sans trop solliciter le dos du soignant.

70. Quelle est la bonne posture ergonomique pour laver un sol ?

Dos droit, jambes légèrement fléchies, balai tenu à hauteur de hanche, mouvements amples pour éviter les douleurs dorsales.

71. Que faire si une désinfection est oubliée ?

La réaliser dès que possible, en informer l'équipe, consigner l'oubli si nécessaire. Corriger immédiatement l'erreur pour éviter un risque.

72. Comment éviter de salir à nouveau une pièce nettoyée

Porter des surchaussures si besoin, organiser le circuit de nettoyage, terminer par le sol, interdire l'accès le temps du séchage.

73. Pourquoi faut-il nettoyer les rideaux et stores ?

Ils retiennent la poussière et les germes. Leur nettoyage est programmé régulièrement, surtout en cas d'infection contagieuse.

74. Quelle attitude adopter en cas de doute sur un protocole ?

Consulter le plan de nettoyage, demander au responsable ou au cadre de santé. Ne jamais improviser sans certitude.

75. Comment désinfecter un lit médicalisé ?

Démontage si possible, nettoyage et désinfection de la structure, des roues, des barrières, de la télécommande et de la têtière.

76. Pourquoi interdire les objets personnels dans les zones à risque ?

Ils peuvent transporter des germes, gêner le nettoyage ou contaminer les surfaces stériles. Seuls les objets autorisés sont tolérés.

77. Quelles sont les erreurs fréquentes à éviter dans le nettoyage ?

Utiliser le même chiffon pour tout, négliger les poignées, mal diluer les produits, oublier les gants, nettoyer dans le mauvais sens.

78. Pourquoi faut-il noter les produits utilisés ?

Pour assurer la traçabilité, vérifier les stocks, garantir la conformité des produits en cas d'audit ou de contamination.

79. Comment savoir si un produit est virucide, bactéricide ou fongicide ?

Consulter l'étiquette : les normes EN 14476 (virus), EN 1276 (bactéries), EN 1650 (champignons) doivent être mentionnées.

80. Que faire si une alèse est souillée ?

La retirer avec des gants, la jeter dans les déchets appropriés ou la laver selon protocole, désinfecter le matelas, remettre une alèse propre.

81. Pourquoi faut-il former les AS à l'hygiène des locaux ?

Car ils interviennent souvent dans l'entretien de l'environnement proche du patient. Une formation assure rigueur, efficacité et sécurité.

82. Comment réduire l'usage de produits chimiques ?

Utiliser la juste dose, privilégier des produits écoresponsables, bien entretenir le matériel pour qu'il soit efficace sans excès de produit.

83. Quelle température pour laver les serpillières ?

60 °C minimum avec un cycle complet. Cela permet d'éliminer efficacement les micro-organismes présents sur les textiles.

84. Quelle organisation pour le nettoyage d'un service ?

Un plan de nettoyage hiérarchisé par zone (haute, intermédiaire, critique), avec fréquence, personnel désigné et procédure affichée.

85. Que faire si un produit désinfectant touche les yeux ?

Rincer immédiatement à l'eau claire pendant 10 à 15 min, consulter une fiche de sécurité, prévenir le service médical ou les urgences.

86. Quels sont les signes d'un bon nettoyage ?

Absence de salissures visibles, odeur neutre, sol sec, matériel propre, environnement ordonné. Le ressenti du patient compte aussi.

87. Pourquoi adapter le matériel à la surface nettoyée ?

Parce qu'un matériel inadapté est inefficace, fatigue le soignant, risque de blesser ou d'endommager les surfaces.

88. Quelle est la fréquence d'entretien des locaux de soins

Au moins 1 fois par jour pour les surfaces, plus selon l'activité et le protocole du service (chirurgie, urgences, etc.).

89. Pourquoi faut-il bien essorer les franges ou lavettes ?

Trop mouillées, elles laissent des flaques et diluent les produits. Bien essorées, elles nettoient mieux et sèchent plus vite.

90. Quelle est la durée moyenne d'action d'un désinfectant standard ?

Environ 5 à 15 minutes selon le produit. Toujours respecter le temps de contact pour garantir son efficacité.

91. Pourquoi faut-il nettoyer les supports à roulettes (lits, chariots) ?

Les roues ramassent les saletés, peuvent transmettre des microbes d'une pièce à l'autre, et sont souvent oubliées dans le nettoyage.

92. Quelle est la différence entre détergent et détergent-désinfectant ?

Le détergent nettoie uniquement ; le détergent-désinfectant nettoie **et** élimine les microbes. Il est souvent utilisé en une seule étape.

93. Que faire si un patient souille volontairement sa chambre ?

Rester professionnel, nettoyer selon le protocole, informer l'équipe, ne pas juger, comprendre les causes possibles (trouble cognitif, protestation…).

94. Comment éviter les mélanges de produits ?

Ne jamais mélanger deux produits (risque chimique). Lire les étiquettes, utiliser un produit à la fois, bien rincer si on change de type.

95. Quelle est la responsabilité de l'AS dans l'hygiène ?

Respecter les protocoles, signaler les anomalies, participer à l'hygiène du cadre de vie et assurer la prévention des infections.

96. Pourquoi la gestion des déchets est-elle liée à l'hygiène

Un déchet mal trié ou mal stocké contamine l'environnement, attire les nuisibles et augmente les risques d'infection.

97. Quelle est la durée de vie d'une lingette désinfectante une fois sortie de son emballage ?

Elle doit être utilisée immédiatement. Si elle sèche, elle perd son efficacité. Toujours refermer l'emballage après usage.

98. Que faire si une surface est propre visuellement mais non désinfectée ?

La désinfecter quand même. Une surface propre n'est pas forcément saine. Les microbes sont invisibles et peuvent persister longtemps.

99. Pourquoi faut-il des protocoles écrits et affichés ?

Pour garantir des pratiques identiques, rappeler les étapes, former les nouveaux professionnels et répondre aux exigences légales.

100. Quelle est la finalité de l'hygiène des locaux hospitaliers ?

Protéger les patients et le personnel, assurer des soins en sécurité, limiter la propagation des infections, et offrir un cadre rassurant.

FICHE 1 – Les fondamentaux de l’hygiène hospitalière

Objectifs de l’hygiène des locaux

- Prévenir les infections nosocomiales.
- Maintenir un environnement sain pour les patients et le personnel.
- Respecter les normes d’hygiène et les protocoles en vigueur.

Principes généraux du nettoyage

- Travailler **du propre vers le sale**, **du haut vers le bas**, et **de l’intérieur vers l’extérieur**.
- Utiliser des **produits adaptés** : détergent, désinfectant, détergent-désinfectant.
- Respecter les **temps de contact** des produits pour une désinfection efficace.

Vocabulaire essentiel

- **Bio-nettoyage** : nettoyage + désinfection.
- **Contamination croisée** : transfert de microbes d’un endroit à un autre.
- **Plan de nettoyage** : document précisant quoi, quand, comment nettoyer.

FICHE 2 – Matériel, produits et protocoles

Matériel d'entretien

- Lavettes, franges, chariots à double seau, balais à plat, gants, blouse, lunettes si nécessaire.
- Lavettes et franges : à usage unique ou lavées à 60 °C.
- Code couleur du matériel : rouge (WC), bleu (surfaces), jaune (lavabo), vert (chambres propres).

Produits utilisés

- Respect des normes (EN 14476 = virucide, EN 1276 = bactéricide).
- Ne jamais mélanger deux produits (risque chimique).
- Toujours respecter les dilutions indiquées par le fabricant.

Procédures types

- **Nettoyage quotidien** : sols, poignées, lavabos, surfaces de contact.
- **Nettoyage terminal** : après départ ou décès d'un patient, nettoyage approfondi complet.
- Désinfection systématique après souillure biologique (sang, vomissures, excréments).

FICHE 3 – Zones à risque et gestes à adopter

Zones critiques

- Chambres de patients, sanitaires, poignées, rampes, chariots, dispositifs médicaux mobiles.
- Poignées de portes, boutons d'appel, télécommandes : à désinfecter plusieurs fois par jour.

En cas de souillure biologique

1. Gants + protections.
2. Éponger les liquides (papier jetable).
3. Désinfection avec produit virucide.
4. Élimination en DASRI si nécessaire.

Risques en cas de négligence

- Transmission d'infections graves.
- Altération de la confiance du patient.
- Mise en danger du personnel et non-conformité réglementaire.

FICHE 4 – Organisation, traçabilité et prévention

Organisation du nettoyage

- Respecter les plannings et plans de nettoyage affichés.
- Adapter le rythme aux activités du service (chirurgie, maternité, médecine...).
- Nettoyer en dehors des soins quand possible.

Traçabilité

- Fiches de suivi complétées après chaque intervention.
- Nom, date, heure, produit utilisé, zone nettoyée.
- Obligation de pouvoir justifier les actions réalisées en cas de contrôle.

Prévention

- Formation continue du personnel.
- Observation rigoureuse de l'état des locaux.
- Contrôle régulier du matériel, des produits et des EPI.

FICHE 5 – Rôle de l'aide-soignant et bonnes pratiques

Responsabilités de l'aide-soignant

- Participer à l'entretien de l'environnement proche du patient.
- Appliquer les gestes d'hygiène selon les protocoles.
- Signaler toute anomalie (souillure, matériel cassé, produits manquants...).

Bonnes pratiques

- Changer de gants et se désinfecter les mains entre deux zones.
- Ne jamais traverser une pièce propre avec un matériel sale.
- Respecter les temps de séchage et d'action des produits.

Attitudes professionnelles

- Être rigoureux, discret, méthodique.
- Adapter le nettoyage à la présence des patients.
- Communiquer avec l'équipe pour coordonner les actions d'entretien.

Transmission des informations

1. Qu'est-ce qu'une transmission d'information en soins ?

C'est un échange d'informations entre professionnels pour assurer la continuité et la qualité des soins auprès d'un patient.

2. Pourquoi les transmissions sont-elles indispensables ?

Elles permettent de suivre l'état de santé du patient, d'éviter les erreurs et d'assurer un relais cohérent entre les membres de l'équipe.

3. Quelles formes peuvent prendre les transmissions ?

Elles peuvent être orales (entre collègues) ou écrites (dans le dossier de soins), et de plus en plus souvent informatisées.

4. Qu'est-ce qu'une transmission ciblée ?

C'est une méthode structurée d'écriture qui utilise des rubriques précises : **Cible, Données, Actions, Résultats**.

5. Quelle est la différence entre observation et interprétation ?

L'observation est factuelle (ce que je vois, entends, mesure), l'interprétation est une opinion. Les transmissions doivent être objectives.

6. Que signifie le sigle IDE dans les transmissions ?

Il désigne l'**Infirmier Diplômé d'État**, à qui l'aide-soignant transmet les informations utiles concernant les soins et l'état du patient.

7. Quand faire une transmission ?

Après un soin, en cas de changement d'état, de refus, d'incident, ou en fin de poste lors de la relève.

8. Qu'est-ce que le secret professionnel partagé ?

C'est la possibilité de partager certaines informations confidentielles **au sein de l'équipe soignante**, pour assurer la continuité des soins.

9. Que faire si on ne sait pas si une information doit être transmise ?

Mieux vaut transmettre. En cas de doute, en parler à l'infirmier ou au cadre pour ne pas passer à côté d'un élément important.

10. Pourquoi éviter les jugements dans les transmissions ?

Parce qu'ils peuvent influencer négativement la prise en charge. Il faut rester neutre, factuel, respectueux.

11. Comment structurer une transmission orale efficace ?

Aller à l'essentiel : qui, quoi, quand, comment. Énoncer les faits clairement, sans se disperser ni juger.

12. Quel outil permet de regrouper toutes les informations d'un patient ?

Le **dossier de soins**, qui contient les transmissions écrites, les constantes, les traitements, les observations.

13. Pourquoi noter les refus de soins ?

Parce qu'ils peuvent avoir des conséquences sur l'état du patient. Ils doivent être connus de l'équipe pour ajuster la prise en charge.

14. Qu'est-ce qu'une donnée objective ?

C'est une information vérifiable : température, pression artérielle, vomissements, chute… Elle repose sur des faits concrets.

15. Qu'est-ce qu'une donnée subjective ?

C'est ce que la personne dit ou ressent : douleur, fatigue, peur… Elle doit aussi être notée si elle impacte le soin.

16. À qui transmettre en priorité une douleur intense ?

À l'IDE ou au médecin si présent. Une douleur non soulagée peut indiquer une urgence ou une complication.

17. Que signifie "traçabilité" en soins ?

C'est le fait de pouvoir **retrouver, vérifier et justifier** tous les soins réalisés via des écrits ou des enregistrements informatiques.

18. Peut-on transmettre une information à un proche du patient ?

Non, sauf autorisation expresse du patient. Sinon, cela viole le secret professionnel.

19. Que faire si une information est transmise oralement mais non écrite ?

Elle peut être oubliée ou mal comprise. Il est préférable de toujours compléter par une **transmission écrite**.

20. Quelle est la règle d'or d'une transmission ?

Transmettre ce que j'ai fait, vu ou entendu. Jamais ce que je pense ou imagine.

21. Pourquoi faut-il transmettre un changement de comportement ?

Cela peut être un signe de douleur, de désorientation ou de malaise. C'est un indicateur important de l'état de santé.

22. Que signifie "continuité des soins" ?

C'est le fait que les soins soient assurés de manière fluide, cohérente et sans interruption, grâce aux transmissions.

23. Peut-on écrire au crayon dans un dossier de soins ?

Non, seuls les **stylos noirs ou bleus** sont autorisés. Le crayon peut être effacé et n'est pas juridiquement valable.

24. Que faire si une erreur est faite dans une transmission écrite ?

La barrer d'un trait simple, noter "erreur", signer et réécrire correctement. Ne jamais effacer ou gratter.

25. Peut-on utiliser des abréviations dans une transmission

Oui, mais **seulement celles reconnues et autorisées** par l'établissement, pour éviter les confusions.

26. Pourquoi éviter les formules vagues ("le patient est bizarre") ?

Elles ne donnent pas d'information utile. Il faut décrire précisément : "le patient ne répond pas aux questions, reste immobile".

27. Peut-on transmettre un fait non observé soi-même ?

Non. Seules les observations personnelles doivent être transmises. Sinon, on écrit : "selon Mme X, le patient aurait...".

28. Pourquoi une transmission doit-elle être datée et signée

Pour identifier l'auteur, la date et l'heure des faits. C'est une garantie juridique et professionnelle.

29. Que faire si une information est mal transmise ?

Corriger au plus vite, en informer l'équipe et rétablir la version exacte dans les documents concernés.

30. Comment noter une chute sans témoin ?

Exemple : "Patient retrouvé au sol à 9h, conscient, dit avoir glissé en se levant seul." Ne jamais inventer les causes.

31. Que faire si un patient refuse de manger ?

Le noter, observer s'il s'agit d'un comportement ponctuel ou répété, informer l'infirmier, transmettre dans les écrits si nécessaire.

32. Pourquoi transmettre l'état de la peau d'un patient ?

Rougeur, escarre, irritation : ce sont des indicateurs d'alerte. Ils permettent une prévention ou une intervention rapide.

33. Comment noter une douleur dans les transmissions ?

Noter **la localisation, l'intensité (échelle), le moment, les signes associés**. Exemple : "Douleur 7/10 à la hanche droite lors du lever."

34. Pourquoi transmettre un refus d'hygiène ?

Il peut refléter un trouble psychologique, une douleur ou une désorientation. Il faut l'évaluer pour adapter les soins.

35. Que faire si le patient se plaint de son traitement ?

Écouter, rassurer, et transmettre à l'infirmier. L'AS ne modifie jamais un traitement, même à la demande du patient.

36. Quelle est la responsabilité légale de l'AS dans la transmission ?

L'aide-soignant est **responsable de ce qu'il observe, fait et transmet**. Une mauvaise transmission peut engager sa responsabilité.

37. Qu'est-ce qu'un support de transmission informatique

Un logiciel sécurisé dans lequel sont enregistrées les données de soins (e.g. logiciel de dossier patient informatisé).

38. Pourquoi les transmissions sont-elles utiles à l'évaluation du patient ?

Elles permettent de suivre son évolution, de détecter les changements, d'ajuster les soins ou d'alerter le médecin si besoin.

39. Peut-on transmettre de l'humour ou des opinions ?

Non. Les transmissions doivent rester **professionnelles, objectives et centrées sur le soin**.

40. Quelle différence entre transmettre et commenter ?

Transmettre : donner un fait. Commenter : donner une opinion. L'AS doit transmettre les faits observés, pas ses jugements.

41. Pourquoi la relève est-elle un moment clé ?

Elle permet de transmettre les informations du poste précédent, de prendre connaissance des patients et d'assurer la continuité.

42. Comment transmettre une information urgente ?

Oralement en priorité à l'IDE, immédiatement. Puis compléter par écrit pour assurer la traçabilité.

43. Peut-on parler d'un patient à la pause ?

Non. Cela enfreint le **secret professionnel**. Les discussions sur les patients se font uniquement dans un cadre professionnel.

44. Que faire si une transmission a été oubliée ?

Compléter le plus vite possible, en précisant la date et l'heure réelle des faits, et en expliquant le retard si nécessaire.

45. Pourquoi les transmissions sont-elles aussi importantes en EHPAD ?

Parce que les résidents sont suivis sur le long terme. Les transmissions permettent d'identifier des changements parfois subtils.

46. Que faire si un patient change d'attitude sans raison ?

Observer, questionner doucement, noter le changement, en informer rapidement l'équipe. Cela peut révéler une douleur ou un trouble.

47. Peut-on transmettre un ressenti personnel ?

Uniquement s'il est lié à l'observation. Exemple : “Le patient semble anxieux, dit se sentir seul depuis ce matin.”

48. Pourquoi la qualité des transmissions est-elle un indicateur de soins ?

Des transmissions claires, précises et complètes permettent un soin efficace, sécurisé et centré sur la personne.

49. Que faire si on entend un collègue transmettre des informations erronées ?

Le signaler discrètement, corriger avec tact si possible, en parler à un cadre si cela persiste.

50. Quelle est la finalité des transmissions ?

Assurer **la sécurité, la continuité et la qualité des soins**, en favorisant une collaboration efficace entre tous les professionnels.

51. Comment identifier une information utile à transmettre

Tout changement inhabituel, tout événement marquant ou tout refus de soin est une information utile à transmettre à l'équipe.

52. Que faire si plusieurs soignants rapportent des faits différents ?

Ne transmettre que ce que vous avez personnellement observé. Mentionner les propos des autres avec prudence et les attribuer clairement.

53. Pourquoi faut-il transmettre une chute même sans blessure ?

Une chute peut indiquer un problème (trouble de l'équilibre, hypotension) et nécessite une surveillance ou un bilan médical.

54. Comment éviter les oublis dans les transmissions ?

Prendre des notes au fur et à mesure, organiser son poste, faire une check-list des points à transmettre à la relève.

55. Que faire si un patient fait une crise de larmes ?

L'écouter, le rassurer, noter le contexte, l'intensité et les propos tenus, puis transmettre à l'IDE pour suivi psychologique ou social.

56. Pourquoi noter les passages à la toilette ?

Chez certaines personnes (incontinence, déshydratation, infection), la fréquence ou l'absence d'élimination est un indicateur de santé.

57. Peut-on transmettre un changement d'odeur corporelle

Oui. Une odeur inhabituelle peut révéler une infection, un problème d'hygiène ou une dénutrition. Cela doit être observé et noté.

58. Quelle formulation privilégier dans une transmission ?

Utiliser un langage clair, professionnel et factuel. Ex. : "Madame X dit avoir mal au ventre depuis ce matin, douleur cotée 6/10."

59. Que faire si une famille vous donne une information importante ?

La noter avec précision dans le dossier (ou la transmettre à l'IDE) en précisant la source : "Selon la fille de Monsieur Y, ..."

60. Pourquoi relire sa transmission écrite ?

Pour corriger les fautes, éviter les imprécisions, et s'assurer que l'information est claire pour un autre professionnel.

61. Comment réagir face à un patient qui confie une information confidentielle ?

Respecter la confidentialité sauf en cas de danger. Transmettre uniquement à un professionnel autorisé (IDE, cadre, médecin).

62. Peut-on écrire en majuscules une transmission ?

Non, l'écriture normale est préférable pour une lecture fluide. Les majuscules peuvent être perçues comme agressives ou maladroites.

63. Pourquoi doit-on dater chaque transmission ?

La date permet de suivre l'évolution du patient, de situer l'événement dans le temps et d'assurer une trace légale.

64. À quoi sert la rubrique "actions" dans une transmission ciblée ?

À noter ce qui a été fait : soins réalisés, aide apportée, mesure prise... Elle complète l'observation et guide la suite de la prise en charge.

65. Que signifie "résultat" dans la méthode ciblée ?

C’est la conséquence de l’action réalisée : amélioration, stabilisation, aggravation… Cela évalue l’efficacité des soins.

66. Quelle est la place du langage non-verbal dans une transmission ?

On peut décrire les expressions ou attitudes : “Monsieur X grimace en se mobilisant.” Cela complète les données cliniques.

67. Pourquoi transmettre un changement de voix ou de langage ?

Cela peut révéler un AVC, une fatigue extrême, une pathologie neurologique. Ce sont des signaux importants.

68. Peut-on transmettre une impression si elle est argumentée ?

Oui, si elle repose sur des faits. Par exemple : “Le patient semble confus, ne reconnaît plus sa chambre depuis ce matin.”

69. Quelle est la responsabilité juridique d’une mauvaise transmission ?

Elle peut entraîner un défaut de soin, une plainte du patient ou une sanction disciplinaire. La précision est donc essentielle.

70. Peut-on transmettre une information à l’équipe de nuit sans l’écrire ?

Non. Une transmission orale doit être complétée par une note écrite pour assurer la traçabilité et éviter les oublis.

71. Pourquoi éviter les termes flous comme “normal”, “bizarre”, “moyen” ?

Parce qu’ils manquent de précision. Il vaut mieux décrire les signes : “le patient mange peu”, “se plaint de vertiges”, etc.

72. Quand transmettre un changement dans les habitudes alimentaires ?

Dès qu’un changement est observé : refus, appétit augmenté ou diminué, sélectivité. Cela peut refléter un problème de santé.

73. Que faire si un patient tient des propos suicidaires ?

Alerter immédiatement l’IDE ou le médecin. Noter les paroles exactes, rester présent et rassurant sans minimiser la gravité.

74. Pourquoi noter les troubles du sommeil ?

L’agitation, les réveils nocturnes, l’insomnie ou la somnolence excessive sont des indicateurs de souffrance ou de désorientation.

75. Quelle est la règle en cas de désaccord entre professionnels ?

Échanger calmement, privilégier la communication directe, noter uniquement les faits et non les conflits dans le dossier.

76. Peut-on transmettre une observation si elle semble “banale” ?

Oui. Un détail peut avoir de l'importance dans le suivi du patient. Il vaut mieux transmettre que passer à côté.

77. Comment décrire une douleur exprimée par un non-communicant ?

Noter les signes visibles : grimace, agitation, refus du contact, gémissements. Utiliser les échelles comportementales si disponibles.

78. Que signifie "actualiser une transmission" ?

C'est ajouter une nouvelle donnée à une information précédente. Ex. : "Ce matin : douleur 6/10 → ce soir : plus de douleur."

79. Quand transmettre une perte d'autonomie soudaine ?

Immédiatement. Un patient qui ne se lève plus ou ne s'alimente plus comme avant peut avoir une infection, une chute ou une dépression.

80. Pourquoi transmettre une fièvre même modérée ?

Car elle peut indiquer le début d'une infection. Sa surveillance est essentielle, surtout chez les personnes âgées ou fragiles.

81. Quelle est la responsabilité de l'AS vis-à-vis du dossier de soins ?

Contribuer à son alimentation par des observations pertinentes et exactes. Respecter la confidentialité et ne jamais modifier une donnée sans mention.

82. Peut-on transmettre par téléphone ?

Oui, mais uniquement si l'urgence le nécessite. Il faut ensuite consigner l'information écrite dans le dossier de soins.

83. Que faire si un collègue a oublié de transmettre une information importante ?

Lui rappeler, et s'il ne le fait pas, le signaler à l'infirmier pour garantir la sécurité du patient.

84. Que signifie "évaluer une transmission" ?

C'est analyser si ce qui a été transmis a permis d'agir efficacement : le problème a-t-il été traité ? Des suites sont-elles nécessaires ?

85. Comment transmettre une réaction allergique ?

Décrire précisément les signes (rougeurs, gonflement, gêne respiratoire...), le moment, le produit suspect et alerter sans délai.

86. Peut-on transmettre un fait ancien non noté ?

Oui, en précisant la date réelle de l'événement et le motif du retard. La transparence est essentielle pour la traçabilité.

87. Pourquoi transmettre les absences de la personne (RDV, sortie...) ?

Pour éviter les oublis, désorganisations, et permettre à l'équipe suivante de planifier les soins autour de ces absences.

88. Que faire si un patient fait une chute la nuit et ne se plaint pas ?

Surveiller, noter les signes, transmettre à l'IDE, faire une transmission écrite. Même sans plainte, le risque de lésion existe.

89. Quand transmettre les constantes vitales ?

En cas de valeur anormale, de changement soudain ou d'écart par rapport à l'état habituel. Ex. : fièvre, tension basse, pouls rapide.

90. Peut-on transmettre un soin mal fait par un collègue ?

Il faut privilégier le dialogue direct, puis alerter un responsable si cela met en danger le patient. L'objectif est la qualité des soins, pas la dénonciation.

91. Comment formuler une amélioration de l'état de santé

“Patient plus alerte que la veille, appétit retrouvé, marche sans aide.” Il faut rester factuel et encourageant.

92. Pourquoi éviter de copier-coller une transmission précédente ?

Parce que l'état du patient peut avoir changé. Une observation doit être **renouvelée** chaque jour, même si elle reste stable.

93. Peut-on transmettre une remarque faite par un visiteur

Oui, si elle concerne l'état ou le comportement du patient. Il faut noter qu'il s'agit d'un propos extérieur, pas d'une observation directe.

94. Que faire si un patient ne veut pas que ses douleurs soient transmises ?

Respecter sa volonté, sauf si cela engage son pronostic. On peut transmettre en notant : "Patient refuse que cela soit signalé."

95. Quelle règle appliquer en cas de doute sur la rédaction

Demander conseil à un collègue ou à l'infirmier. Mieux vaut poser une question que transmettre une information inexacte.

96. Pourquoi la régularité des transmissions est-elle importante ?

Elle permet une surveillance continue, détecte les évolutions, évite les oublis et garantit la qualité du suivi.

97. Comment réagir si l'outil informatique de transmission est en panne ?

Faire des transmissions manuscrites, noter l'heure et le contexte, puis recopier si besoin dès que le système est rétabli.

98. Peut-on transmettre des observations pendant une toilette ?

Oui, c'est un moment clé d'observation (peau, douleur, mobilité, humeur). Ces éléments doivent être notés et communiqués.

99. Pourquoi la transmission est-elle un acte de soin à part entière ?

Parce qu'elle conditionne l'efficacité, la sécurité et la cohérence de tous les soins qui suivent. Elle engage la responsabilité du soignant.

100. Quelle qualité principale doit avoir une bonne transmission ?

Clarté, concision, objectivité. Elle doit permettre à un autre professionnel de comprendre et d'agir sans ambiguïté.

FICHE 1 – Enjeux et formes de la transmission

Objectifs des transmissions

- Garantir la **continuité des soins** entre les équipes.
- Assurer la **sécurité du patient**.
- Améliorer la **qualité de la prise en charge**.
- Faciliter la **communication entre professionnels**.

Les différents types de transmission

- **Orale** : lors de la relève, au cours de la journée.
- **Écrite** : dans le dossier de soins.
- **Informatisée** : via un logiciel sécurisé.
- **Ciblée** : méthode structurée autour des rubriques Cible, Données, Actions, Résultats.

Principes généraux

- Transmettre des **faits objectifs** (et non des jugements).
- Être **clair, concis et précis**.
- Respecter le **secret professionnel partagé**.

FICHE 2 – Les règles de rédaction et de forme

À faire :

- Utiliser un **stylo noir ou bleu**.
- Dater, signer, et **indiquer l'heure**.
- Écrire **lisiblement** et sans rature.
- En cas d'erreur : **un trait simple, la mention "erreur" et signature**.
- Employer un **langage professionnel**, sans abréviations non reconnues.

À éviter :

- Les termes flous : "bizarre", "pas bien", "comme d'habitude".
- Les jugements : "il est capricieux", "elle exagère".
- Les retranscriptions d'opinions personnelles non fondées.
- Le copier-coller d'une journée à l'autre sans actualisation.

Rappel :

- **Relire** toujours sa transmission avant de la valider.

- Ne transmettre que ce que vous avez **vu, entendu ou fait**.

FICHE 3 – Le contenu à transmettre

Informations utiles à transmettre :

- Toute **modification de l'état général** ou comportemental.
- Une **chute**, un **refus de soin**, un **changement d'appétit**, une **douleur**.
- **Données objectives** (constantes, signes cliniques) et **subjectives** (plaintes du patient).
- Résultats d'un soin ou réaction observée après un acte.

Les 4 rubriques de la transmission ciblée :

1. **Cible** : le problème principal.
2. **Données** : ce que vous avez observé.
3. **Actions** : ce que vous avez fait.
4. **Résultats** : l'évolution ou les conséquences.

Points de vigilance :

- Éviter les oublis (prendre des notes en poste).
- Être rigoureux sur les **horaires**, surtout en cas d'urgence ou de chute.

FICHE 4 – Responsabilités et cadre légal

Le secret professionnel

- Toute information reçue dans le cadre des soins est **confidentielle**.
- Peut être partagée uniquement **au sein de l'équipe soignante**, dans l'intérêt du patient.

Responsabilité de l'aide-soignant

- Transmettre toutes les **observations pertinentes**.
- Ne jamais modifier ou masquer une information.
- Une mauvaise transmission peut engager la **responsabilité disciplinaire, civile ou pénale**.

En cas de doute :

- Ne pas hésiter à demander à l'IDE ou au cadre.
- Toujours **privilégier la sécurité du patient**.

FICHE 5 – Communication interprofessionnelle efficace

La relève

- Moment clé pour assurer la **continuité des soins**.
- Doit être préparée en **notant les événements marquants** de la journée.
- Transmission **orale synthétique** : claire, factuelle, structurée.

Cas particuliers

- Douleur : localisation, intensité, moment, facteur déclenchant.
- Agitation : heure, comportement précis, facteurs environnementaux.
- Refus : soin concerné, explication donnée ou non, réaction du patient.

Qualités d'une bonne transmission :

Objective
Chronologique
Complète
Utilisable par un autre professionnel pour **agir rapidement**

Organisation du travail

1. Pourquoi l'organisation du travail est-elle importante en soins ?

Elle garantit la qualité, la sécurité et l'efficacité des soins en évitant les oublis, les doublons ou les conflits dans l'équipe.

2. Qu'est-ce qu'un planning de soins ?

C'est un document qui répartit les soins à faire pour chaque patient et les professionnels responsables, selon les horaires et les priorités.

3. Quelle est la première chose à faire en début de poste ?

Prendre connaissance du planning, des transmissions de l'équipe précédente, et organiser sa tournée en fonction des priorités.

4. Que signifie prioriser les soins ?

C'est classer les soins selon leur urgence ou leur importance : douleur, chute, risque vital, puis soins de confort ou administratifs.

5. Qu'est-ce qu'un soin programmé ?

C'est un soin prévu à une heure précise (ex : prise de température, distribution des repas, pansement à 10 h). Il ne doit pas être oublié.

6. Comment repérer les soins urgents ?

Ils concernent les situations inhabituelles : douleur soudaine, chute, saignement, détresse respiratoire. Ils nécessitent une intervention immédiate.

7. Que faire si deux soins se chevauchent ?

Avertir l'équipe, prioriser selon l'urgence, demander de l'aide si besoin, ou reprogrammer l'un des deux avec accord de l'IDE.

8. Pourquoi faut-il savoir déléguer ?

Parce qu'on ne peut pas tout faire seul. Déléguer permet de mieux répartir les tâches, tout en restant responsable de ce qu'on confie.

9. Que faire si on est interrompu pendant un soin ?

S'assurer de la sécurité du patient, noter où on s'est arrêté, reprendre dès que possible. Informer l'équipe si l'interruption retarde la suite.

10. Qu'est-ce qu'un travail d'équipe coordonné ?

C'est une organisation où chacun connaît son rôle, communique clairement, respecte le travail des autres et poursuit un but commun.

11. Pourquoi noter ce qui a été fait ?

Pour assurer la traçabilité des soins, vérifier que tout a été accompli, et faciliter la relève. Cela évite les oublis et les erreurs.

12. Quelle attitude adopter face à une charge de travail élevée ?

Hiérarchiser, demander de l'aide, rester calme, signaler à l'encadrant si la situation devient ingérable. La sécurité reste prioritaire.

13. Que faire si une tâche a été oubliée ?

La réaliser dès que possible, informer l'équipe, noter dans les transmissions et réfléchir aux causes pour éviter que cela ne se reproduise.

14. Qu'est-ce qu'une tournée de soins ?

C'est l'ensemble des soins réalisés dans un ordre logique, pour un groupe de patients, en respectant l'organisation du service.

15. Comment adapter son organisation aux imprévus ?

En gardant une part de flexibilité, en anticipant les possibles urgences, et en communiquant rapidement les changements aux collègues.

16. Pourquoi planifier sa journée de travail ?

Pour éviter le stress, respecter les horaires, anticiper les moments clés (repas, toilette…), et ne pas surcharger la fin de poste.

17. Quel est le rôle du tableau de soins ?

Il permet de visualiser rapidement les tâches de la journée pour chaque patient : toilette, repas, soins techniques, activités.

18. Que faire si une collègue ne respecte pas le planning ?

Discuter calmement, essayer de comprendre, proposer une solution. Si cela persiste, en parler à l'encadrant pour préserver le bon fonctionnement.

19. Pourquoi l'écoute de l'équipe est-elle essentielle dans l'organisation ?

Elle permet d'adapter le travail en fonction des besoins de chacun, d'éviter les tensions et de mieux répartir les charges.

20. Qu'est-ce qu'un soin non prioritaire ?

C'est un soin qui peut être déplacé sans danger : entretien de la chambre, pliage du linge, change non souillé. Il peut être reprogrammé.

21. Comment planifier une toilette pour 3 patients dans un court délai ?

Préparer le matériel à l'avance, commencer par la personne la plus dépendante, favoriser l'autonomie, se faire aider si besoin.

22. Pourquoi anticiper les besoins en matériel ?

Pour éviter les allers-retours, gagner du temps et limiter les risques de rupture pendant un soin. L'anticipation augmente la qualité.

23. Comment respecter le rythme de travail de chacun dans une équipe ?

En évitant de juger, en répartissant les tâches selon les compétences, en se soutenant mutuellement pour atteindre les objectifs communs.

24. Que faire si un soin programmé n'a pas pu être réalisé

Le noter, informer l'IDE, expliquer pourquoi (refus, urgence...), reprogrammer si possible et l'indiquer dans le dossier.

25. Qu'est-ce que la coordination inter-services ?

C'est l'organisation entre différents services (urgences, blocs, rééducation...) pour assurer un suivi cohérent et éviter les ruptures de soins.

26. Pourquoi noter les absences des patients (sortie, examen) ?

Pour ne pas planifier de soins inutiles pendant ces périodes et ajuster les horaires de repas ou de soins de confort.

27. Comment gérer un soin long dans un planning chargé

Le positionner au bon moment (calme, disponibilité), demander du renfort ou prévenir l'équipe que le timing sera modifié.

28. Que faire si on ne sait pas comment réaliser un soin prévu au planning ?

Demander à un collègue plus expérimenté, à l'IDE ou consulter le protocole. Il ne faut jamais improviser un acte de soin.

29. Comment optimiser les déplacements dans une tournée

Organiser sa tournée en fonction des chambres voisines, éviter les allers-retours, regrouper les tâches par secteur.

30. Pourquoi l'ordre des soins peut-il changer en cours de journée ?

Des imprévus (urgence, chute, douleur, visite médicale) peuvent modifier les priorités. Il faut s'adapter et communiquer.

31. Pourquoi organiser un soin avec le patient ?

Cela favorise sa participation, son autonomie et permet d'adapter le soin à son rythme et à ses préférences.

32. Que signifie "répartition équitable des tâches" ?

C'est partager les soins selon les compétences et les disponibilités, sans surcharger une seule personne ni créer de tensions.

33. Comment planifier un soin de confort (massage, coiffure) ?

Le proposer dans un moment calme, vérifier que cela ne retarde pas les soins essentiels, et le noter dans le planning si réalisé.

34. Qu'est-ce qu'une tâche "invisible" mais importante ?

Préparer le matériel, remplir les chariots, nettoyer une chambre, accompagner une personne à un rendez-vous. Ce sont des tâches essentielles mais peu visibles.

35. Pourquoi noter les ajustements du planning en fin de poste ?

Pour permettre à l'équipe suivante de comprendre les choix faits, éviter les doublons et garantir une bonne continuité.

36. Comment s'assurer que tous les soins sont faits ?

Vérifier la check-list, relire le tableau de soins, faire un tour de contrôle rapide, demander à l'équipe en cas de doute.

37. Que faire si on n'a pas le temps de finir une tâche ?

Prévenir l'équipe, noter où on s'est arrêté, s'assurer qu'un collègue peut reprendre ou reprogrammer. Toujours penser à la sécurité du patient.

38. Pourquoi organiser un soin en binôme ?

Pour la sécurité, la rapidité, le confort du patient et du soignant, surtout pour les transferts ou les soins intimes complexes.

39. Que faire si le matériel prévu est manquant ?

Prévenir immédiatement, chercher une alternative, adapter si possible, et informer pour éviter que cela ne se reproduise.

40. Pourquoi respecter les horaires des repas ?

Le rythme alimentaire structure la journée du patient. Les retards peuvent affecter l'appétit, la glycémie ou l'organisation globale du service.

41. Qu'est-ce qu'une réunion de service ?

C'est un temps d'échange entre membres de l'équipe pour organiser, évaluer et améliorer les pratiques de travail.

42. Comment s'adapter aux contraintes d'un service (urgences, maternité, EHPAD) ?

Connaître les priorités du service, adapter son rythme, rester flexible et bien communiquer avec l'équipe.

43. Que faire si un soin se termine au-delà de l'horaire de poste ?

Le terminer si la sécurité du patient l'exige, transmettre à la relève, et signaler au cadre si cela devient récurrent.

44. Pourquoi est-il important de prévoir des temps de pause ?

Pour se ressourcer, rester concentré, prévenir l'épuisement. Une bonne organisation inclut aussi la santé du soignant.

45. Qu'est-ce que l'autonomie dans l'organisation du travail

C'est la capacité à gérer ses tâches avec responsabilité, à anticiper, à demander de l'aide si besoin et à s'adapter aux situations.

46. Pourquoi faut-il anticiper la relève ?

Pour transmettre les informations essentielles, préparer les dossiers, noter les soins en cours ou à surveiller.

47. Quelle est la différence entre urgence et imprévu ?

Une urgence met en danger immédiat la vie ou l'intégrité. Un imprévu est un changement non prévu, mais non vital.

48. Que faire si une collègue n'aide jamais ?

En parler directement avec respect, puis au cadre si cela persiste. Le travail en équipe repose sur l'entraide.

49. Pourquoi l'organisation du travail dépend aussi du patient ?

Parce que ses besoins, son état, son rythme ou ses refus doivent être pris en compte pour adapter les soins.

50. Quelle qualité essentielle pour bien s'organiser ?

La **rigueur** : savoir anticiper, planifier, respecter les priorités et s'adapter sans négliger la qualité du soin.

51. Pourquoi adapter l'organisation à chaque patient ?

Chaque personne a un rythme, des besoins et une autonomie différents. Adapter l'organisation améliore le confort, la coopération et l'efficacité.

52. Que faire si un soin perturbe fortement un patient ?

Reporter si possible, en parler à l'équipe, chercher une autre approche. Il ne faut jamais forcer un soin s'il cause une souffrance inutile.

53. Comment éviter de refaire un soin déjà réalisé ?

Vérifier les transmissions, consulter le tableau de soins, communiquer avec l'équipe. Cela évite fatigue, douleur et perte de temps.

54. Pourquoi organiser ses déplacements dans le service ?

Pour éviter les allers-retours inutiles, économiser son énergie et gagner en efficacité. Une tournée bien pensée = temps optimisé.

55. Comment répartir les soins dans une équipe ?

En fonction des compétences, du nombre de patients, du niveau de dépendance, et en tenant compte de l'équité et des imprévus.

56. Pourquoi prendre en compte l'humeur du patient dans l'organisation ?

Une personne anxieuse ou déprimée aura besoin d'un accompagnement différent. L'humeur influence l'adhésion aux soins.

57. Quelle qualité favorise une bonne organisation d'équipe

La communication. Une bonne circulation de l'information permet d'ajuster, répartir et anticiper les soins plus efficacement.

58. Que faire si un soin important est oublié par l'équipe ?

Le signaler rapidement, le réaliser si possible, puis en discuter collectivement pour éviter que cela ne se reproduise.

59. Pourquoi faire un "retour sur sa journée" en fin de poste ?

Pour évaluer ce qui a été fait, ce qui reste à faire, ce qui a bien ou mal fonctionné. Cela améliore l'organisation future.

60. Quel est le rôle du cadre de santé dans l'organisation ?

Il veille à la répartition du travail, à la qualité des soins, au respect des procédures, et intervient en cas de dysfonctionnement.

61. Pourquoi noter ce qui a été délégué ?

Pour assurer la traçabilité, éviter les doublons ou les oublis, et assumer sa part de responsabilité dans la délégation.

62. Comment gérer un soin urgent quand on est débordé

Prioriser : faire ce qui ne peut pas attendre, reporter les soins non urgents, demander du renfort si possible.

63. Pourquoi intégrer les soins relationnels dans l'organisation ?

Parce qu'ils sont aussi importants que les soins techniques. Ils renforcent le lien, apaisent et participent au bien-être global.

64. Qu'est-ce que la polyvalence dans une équipe ?

C’est la capacité à effectuer différents types de tâches et à s’adapter aux besoins du service ou des collègues.

65. Pourquoi faut-il s’adapter au rythme des services spécialisés ?

Un bloc opératoire, une maternité ou un EHPAD ont des organisations différentes. Il faut connaître leurs priorités et contraintes.

66. Comment répartir équitablement les patients dans une équipe ?

Tenir compte du niveau de dépendance, des soins techniques, des comportements particuliers. L’équité ne veut pas dire égalité.

67. Que faire si une personne dépendante est en détresse mais non prévue dans le planning immédiat ?

Intervenir immédiatement, sécuriser, prévenir l’équipe et réorganiser le reste du planning si nécessaire.

68. Pourquoi organiser un rangement clair du matériel ?

Pour gagner du temps, éviter les erreurs et favoriser la réactivité en cas d’urgence. Un bon rangement = meilleure organisation.

69. Qu’est-ce que la “gestion des priorités” ?

C’est savoir ce qui doit être fait en premier, ce qui peut attendre, et ce qui peut être délégué. C’est un outil de gestion du temps.

70. Pourquoi intégrer les temps de communication dans l'organisation ?

Parce qu'échanger avec le patient, l'équipe ou les familles est indispensable. Cela doit être intégré dans le temps de travail.

71. Peut-on réorganiser seul son planning ?

Oui si cela ne perturbe pas l'équipe, sinon toujours en discuter avec les collègues ou le cadre pour éviter les conflits.

72. Pourquoi la planification diminue le stress ?

Elle évite les imprévus, donne un cadre, permet d'anticiper les soins et rassure sur ce qu'il reste à faire.

73. Comment équilibrer soins techniques et soins de confort ?

En planifiant les deux dès le début de poste, et en les combinant quand possible pour optimiser le temps et le bien-être du patient.

74. Que faire si plusieurs patients sollicitent en même temps ?

Évaluer l'urgence de chaque demande, rassurer ceux qui peuvent attendre, demander de l'aide si besoin. L'organisation passe aussi par l'écoute.

75. Pourquoi organiser le temps de ménage dans sa tournée ?

Parce que le nettoyage des chambres fait partie de l'hygiène quotidienne et ne doit pas être négligé. Il doit être intégré au planning.

76. Que faire si on est en retard sur le planning ?

Identifier ce qui peut être reprogrammé, alerter l'équipe, se concentrer sur les soins essentiels, et ajuster calmement.

77. Peut-on organiser seul une activité collective ?

Oui si c'est dans vos compétences, sinon en collaboration avec l'animateur ou l'équipe. Cela doit s'intégrer dans l'organisation du service.

78. Pourquoi prévoir des soins à deux dans le planning ?

Certains soins nécessitent une aide pour la sécurité ou la qualité (transfert, douche...). Anticiper évite de bloquer l'équipe au dernier moment.

79. Que faire si un collègue ne respecte pas les priorités ?

Discuter calmement, expliquer l'importance de certaines urgences, puis en parler au cadre si la situation se répète.

80. Pourquoi réorganiser son travail après une urgence ?

L'urgence a changé le planning. Il faut vérifier ce qui a été fait ou non, ajuster les priorités restantes, et prévenir l'équipe.

81. Comment organiser une journée avec une stagiaire ?

Planifier ensemble les soins, expliquer les priorités, l'accompagner sans faire à sa place, laisser du temps pour apprendre.

82. Pourquoi inclure les transmissions dans l'organisation

Elles sont indispensables pour relayer les informations. Elles doivent être prévues dans le temps de travail et bien préparées.

83. Que faire si un patient veut tout faire seul ?

Respecter son autonomie si cela ne met pas sa sécurité en danger. L'organisation doit aussi s'adapter à ses souhaits.

84. Peut-on anticiper les imprévus ?

Pas toujours, mais on peut prévoir une marge de flexibilité, préparer le matériel à l'avance, et bien répartir les soins.

85. Pourquoi organiser les soins dans une logique horaire

Cela respecte le rythme du service, évite les retards (repas, médicaments...), et rassure les patients sur le déroulement de leur journée.

86. Comment intégrer un nouveau collègue dans l'organisation ?

Lui expliquer le fonctionnement, l'accompagner sur sa première tournée, le soutenir sans le surcharger. L'intégration est collective.

87. Pourquoi la cohésion d'équipe est un facteur d'organisation ?

Une équipe soudée s'adapte mieux, partage les tâches plus facilement, et gère mieux les imprévus.

88. Que faire si un soin prend plus de temps que prévu ?

Prévenir l'équipe, ajuster le planning, reporter un soin non urgent si nécessaire. Toujours garder la qualité du soin prioritaire.

89. Peut-on noter les difficultés d'organisation dans les transmissions ?

Non, sauf si elles ont un impact sur le soin du patient. Les difficultés internes se discutent en réunion ou avec le cadre.

90. Pourquoi planifier les activités en fonction des rythmes biologiques ?

Respecter les temps de sommeil, de repas, de repos améliore le confort, la récupération et l'adhésion aux soins.

91. Comment favoriser l'autonomie dans l'organisation des soins ?

Impliquer le patient, l'encourager à participer, organiser les soins avec lui, adapter le matériel si besoin.

92. Pourquoi prévoir un temps pour les imprévus ?

Parce qu'aucune journée ne se déroule exactement comme prévu. Ce temps "tampon" permet de gérer sans stress les incidents.

93. Quelle différence entre planification et rigidité ?

Planifier donne une structure, mais il faut rester souple et adapter aux besoins réels. La rigidité empêche l'adaptation.

94. Que faire si un patient est absent à l'heure prévue du soin ?

Ne pas forcer, respecter ses droits, proposer plus tard, et noter l'événement si besoin dans les transmissions.

95. Pourquoi une bonne organisation réduit la fatigue ?

Moins de stress, moins d'allers-retours, moins d'oubli = plus d'énergie pour les soins essentiels et relationnels.

96. Peut-on faire évoluer sa façon de s'organiser ?

Oui. Avec l'expérience, on ajuste sa méthode, on apprend à mieux gérer le temps, à anticiper et à collaborer efficacement.

97. Quelle place accorder aux soins éducatifs dans l'organisation ?

Prévoir du temps pour expliquer les soins, accompagner l'apprentissage du patient (diabète, toilette, alimentation...).

98. Pourquoi faut-il anticiper les transmissions orales de fin de poste ?

Pour ne pas oublier d'informations importantes, respecter le temps de parole et ne pas retarder l'équipe suivante.

99. Peut-on réorganiser sa journée en fonction du patient

Oui, s'il a un rendez-vous, s'il est fatigué ou agité. Adapter les soins montre du respect et améliore la relation.

100. Quelle est la finalité d'une bonne organisation ?

Assurer des soins **efficaces, sécurisés, humains et adaptés**, tout en respectant le soignant, l'équipe et le patient.

FICHE 1 – Principes de base de l'organisation du travail

Objectifs de l'organisation

- Garantir la qualité et la sécurité des soins.
- Assurer la continuité des prises en charge.
- Réduire le stress et la charge mentale.
- Gagner en efficacité et en fluidité.

Étapes clés en début de poste

- Lire les **transmissions**.
- Prendre connaissance du **planning de soins**.
- Repérer les **soins urgents et prioritaires**.
- Préparer le matériel et anticiper les soins complexes.

Principes d'efficacité

- Travailler **par secteur ou tournée logique**.
- Éviter les allers-retours inutiles.
- S'adapter aux imprévus tout en gardant une structure.

FICHE 2 – Priorisation et gestion du temps

Définir les priorités

- **Urgent et vital** : douleur, chute, détresse.
- **Programmé** : soins à heure fixe (repas, traitement).
- **Confort et accompagnement** : selon disponibilité.

Gérer le temps efficacement

- Prévoir du temps pour les **transmissions, les pauses**, les imprévus.
- Utiliser des outils : check-list, tableau de soins.
- **Réajuster régulièrement** selon les besoins réels du patient.

Savoir déléguer

- Déléguer ce qui peut l'être sans mettre en danger.
- Assumer ce que l'on confie : suivre et soutenir.
- Communiquer clairement les consignes.

FICHE 3 – Travail d'équipe et communication

Communication efficace

- Transmettre les infos essentielles à la relève.
- Prévenir en cas de retard, d'absence ou de changement.
- Participer aux réunions, relèves, échanges inter-services.

Répartition équitable des tâches

- Prendre en compte les compétences, la charge et les contraintes.
- Ne pas surcharger un seul membre de l'équipe.
- Favoriser l'entraide et le soutien mutuel.

Cohésion d'équipe

- Respecter le travail des autres.
- Garder une attitude positive, même en situation difficile.
- Favoriser un climat de confiance.

FICHE 4 – Adaptation et autonomie

S'adapter au patient

- Respecter son rythme, son autonomie, ses préférences.
- Réorganiser les soins si nécessaire (fatigue, refus, RDV).
- Intégrer les soins relationnels dans la planification.

S'adapter aux situations

- Savoir gérer les **urgences et les imprévus** sans désorganiser le poste.
- Réorganiser la tournée si besoin.
- Rester **souple mais structuré**.

Autonomie professionnelle

- Être capable d'anticiper, décider, s'organiser.
- Connaître ses limites : savoir demander de l'aide.
- Prendre du recul en fin de poste pour s'améliorer.

FICHE 5 – Outils et pratiques concrètes

Outils d'organisation

- **Planning** de soins journalier.
- **Tableau de bord** par secteur.
- **Fiches de transmission** (papier ou informatisées).
- **Check-list** de soins.

Bonnes pratiques

- Préparer le matériel à l'avance.
- Rassembler les soins dans une même tournée.
- Prévoir les soins à deux à l'avance.
- Intégrer les temps de pause et de récupération.

Finalité de l'organisation

- Offrir des soins **de qualité, sécurisés et adaptés**.
- Respecter les patients **et les professionnels**.
- Maintenir un équilibre entre rigueur et bienveillance.

Traitement des informations,

1. Qu'est-ce que le traitement de l'information en soins ?

C'est la collecte, l'analyse, l'enregistrement et la transmission des données liées aux soins et à l'état de santé du patient.

2. Pourquoi traiter correctement les informations ?

Pour assurer la traçabilité, éviter les erreurs, favoriser la continuité des soins et garantir la qualité de la prise en charge.

3. Quels outils utilise-t-on pour enregistrer les données ?

Le dossier de soins, le logiciel de soins informatisé, les feuilles de température, les tableaux de bord ou les cahiers de transmissions.

4. Que signifie "traçabilité des soins" ?

C'est la capacité à retracer les actes réalisés, les observations faites et les décisions prises pour chaque patient, à tout moment.

5. Que faire en cas d'erreur dans une fiche de soin papier

Tracer un trait simple, écrire "erreur", signer, puis corriger sans effacer. Ne jamais utiliser de blanco ni raturer.

6. Quels types d'informations l'AS peut-il noter ?

Les soins réalisés, les observations (état cutané, comportement), les refus, les plaintes, et toute donnée utile à la prise en charge.

7. Que signifie “dossier patient informatisé” ?

C’est un logiciel sécurisé dans lequel sont centralisées toutes les informations concernant le suivi médical et soignant du patient.

8. Peut-on noter une information après la fin de son poste

Oui, si elle est importante et oubliée, mais il faut indiquer l’heure réelle des faits et signer avec l’heure d’écriture.

9. Pourquoi l’heure est-elle importante dans les documents de soins ?

Elle permet de situer précisément les événements, d’assurer un suivi rigoureux et d’éviter les erreurs dans la prise en charge.

10. Qui peut consulter les informations du dossier de soins

Uniquement les professionnels de santé concernés. Le patient a aussi un droit d’accès à ses données personnelles.

11. Que veut dire “confidentialité des données” ?

C’est l’obligation de ne divulguer aucune information concernant un patient en dehors du cadre professionnel autorisé.

12. Peut-on transmettre une information à un collègue par téléphone ?

Oui, mais uniquement si c'est sécurisé et urgent. Il faut ensuite la noter dans le dossier dès que possible.

13. Pourquoi noter les refus de soin ?

Ils peuvent avoir des conséquences sur l'état de santé. Il faut les tracer pour informer l'équipe et adapter les actions futures.

14. Peut-on noter une plainte du patient sans vérification

Oui, à condition de la formuler clairement et de la signaler comme "propos rapportés" : "Mme X dit ressentir...".

15. Quelle est la différence entre donnée objective et subjective ?

Objectif : mesurable (fièvre, plaie...). Subjectif : ressenti (douleur, fatigue). Les deux doivent être notés.

16. Quel format est obligatoire pour les horaires dans les soins ?

Le format 24h est utilisé (ex : 08h00, 17h30) pour éviter toute ambiguïté et faciliter la lecture.

17. Quelle est la règle pour écrire une transmission informatique ?

Clarté, concision, orthographe correcte, sans abréviation non reconnue. Écrire ce qui a été vu, fait ou dit.

18. Peut-on modifier une transmission informatique validée

Non, sauf s'il y a une procédure spécifique. Sinon, une nouvelle note doit être ajoutée pour corriger ou compléter.

19. Que faire si le logiciel de soins est en panne ?

Faire des transmissions papier provisoires, noter les soins réalisés et les copier dès que le système est rétabli.

20. Quelle est la responsabilité juridique d'une mauvaise saisie ?

Elle peut entraîner une erreur de soin, une faute professionnelle et engager la responsabilité du soignant.

21. Pourquoi faut-il se relire après avoir noté une information ?

Pour éviter les erreurs, corriger les fautes et s'assurer que l'information est compréhensible par un autre professionnel.

22. Qu'est-ce qu'un indicateur de suivi de soins ?

C'est une donnée utilisée pour suivre l'évolution d'un état : température, fréquence des chutes, échelle de douleur...

23. Que faire si une donnée n'est pas claire à l'écrit ?

En parler avec l'auteur ou l'IDE pour vérifier, et reformuler si nécessaire pour éviter toute confusion.

24. Quel type d'information ne doit jamais être noté ?

Une opinion personnelle, un jugement, un propos déplacé, ou toute information sans rapport avec le soin.

25. Comment sécuriser l'accès aux dossiers numériques ?

Par un mot de passe personnel, une session sécurisée, un badge, et ne jamais laisser son poste ouvert sans surveillance.

26. Que signifie "anonymisation des données" ?

C'est le fait de supprimer les données personnelles (nom, date de naissance...) pour des usages non médicaux (statistiques, formation...).

27. Peut-on noter une douleur verbalisée sans preuve ?

Oui, c'est une donnée subjective à noter en précisant ce que le patient a exprimé et à qui cela a été signalé.

28. Quelle règle pour stocker des documents papiers de soins ?

Ils doivent être archivés dans un lieu sécurisé, fermé, à l'abri des regards et accessibles uniquement par les professionnels autorisés.

29. Comment noter une information transmise par la famille ?

Toujours la relier à la source : "Selon la fille de Mme X...", et ne jamais la présenter comme un fait.

30. Que faire si un document est abîmé ou taché ?

Ne pas le jeter. Le signaler, l'annexer avec un commentaire si nécessaire et en refaire une version propre si requis.

31. Pourquoi noter les signes cliniques observés ?

Pour permettre à l'équipe d'évaluer l'évolution, d'alerter en cas de détérioration et d'adapter la prise en charge.

32. Quelle est la durée de conservation d'un dossier patient

En général 20 ans après la dernière hospitalisation ou le dernier passage en établissement (variable selon les textes).

33. Que faire si vous découvrez une donnée manquante ?

La noter dès que possible, la dater correctement, et informer l'équipe du retard pour assurer la continuité.

34. Peut-on noter à l'avance un soin à venir ?

Non, on note **après** la réalisation du soin. Écrire à l'avance pourrait induire une erreur de traçabilité.

35. Que faire si plusieurs collègues notent sur le même dossier ?

S'assurer que les notes sont complémentaires, non redondantes, et toujours signées avec nom, prénom et heure.

36. Qu'est-ce qu'une feuille de température ?

C'est un document où sont consignées les constantes vitales (T°, pouls, TA, fréquence respiratoire) pour en suivre l'évolution.

37. Peut-on écrire une transmission en lettres capitales ?

Non, cela gêne la lisibilité. On privilégie une écriture soignée en cursive, ou une saisie informatique claire.

38. Pourquoi éviter les abréviations personnelles ?

Elles peuvent prêter à confusion et nuire à la compréhension. Seules les abréviations reconnues par l'établissement sont autorisées.

39. Que faire si un patient souhaite consulter son dossier

L'informer qu'il peut en faire la demande écrite. C'est un droit garanti par la loi, sous certaines conditions.

40. Peut-on effacer une donnée écrite ?

Non. Il faut la barrer, noter "erreur", puis inscrire la bonne donnée. Toute trace doit rester visible pour assurer la traçabilité.

41. Pourquoi signaler une erreur de saisie ?

Pour éviter qu'elle ne soit utilisée comme base de soin, prévenir un incident et rester conforme à l'éthique professionnelle.

42. À quoi sert le suivi des constantes ?

À détecter rapidement une détérioration, adapter les traitements et assurer une surveillance continue du patient.

43. Qu'est-ce que l'identitovigilance ?

C'est l'ensemble des actions visant à éviter les erreurs liées à l'identité du patient (nom, date de naissance, dossier...).

44. Comment noter un refus de soin ?

"Le patient refuse la toilette ce matin. Information transmise à l'IDE. Patient calme, dit vouloir attendre demain."

45. Peut-on noter une douleur sans échelle ?

Oui, mais il est préférable d'utiliser une **échelle d'évaluation** (EVS, EN, EVA) pour objectiver l'intensité.

46. Que faire si un collègue écrit une donnée erronée ?

Lui en parler directement, sans conflit. Si cela impacte la prise en charge, en référer à l'IDE ou au cadre.

47. Que signifie "continuité de l'information" ?

C'est le fait que chaque soignant puisse accéder aux données utiles pour agir correctement, même s'il n'était pas là précédemment.

48. Peut-on stocker des données sur une clé USB personnelle ?

Non, cela viole la sécurité des données. Seules les plateformes autorisées de l'établissement doivent être utilisées.

49. Pourquoi la qualité de l'écriture est-elle importante ?

Une écriture illisible peut entraîner des erreurs de soins, de surveillance ou de traitement. La clarté est une exigence légale.

50. Quelle est la finalité du traitement des informations ?

Assurer des soins **adaptés, sécurisés, coordonnés et traçables**, tout en respectant la loi et la confidentialité.

51. Pourquoi utiliser un langage professionnel dans les écrits ?

Pour garantir la clarté, éviter les malentendus et assurer un niveau de communication adapté au cadre soignant.

52. Peut-on noter des observations non médicales ?

Oui, si elles ont un impact sur le soin : comportements inhabituels, perte d'appétit, isolement, pleurs… doivent être signalés.

53. Que faire si l'on oublie de noter un soin effectué ?

L'ajouter dès que possible en précisant l'heure réelle du soin et signer. Ne jamais faire comme si le soin n'avait pas eu lieu.

54. Quelle est la différence entre une note et une transmission ciblée ?

La note est libre, la transmission ciblée suit un schéma précis : Cible – Données – Actions – Résultat (CDAR).

55. Pourquoi utiliser la méthode CDAR ?

Elle facilite la lecture, structure les informations, et permet à l'équipe de retrouver rapidement les éléments importants.

56. Que veut dire “sécuriser une information” ?

S’assurer qu’elle est bien transmise, bien notée, lisible, datée et signée, pour éviter tout risque d’erreur de soin.

57. Peut-on recopier une information d’un collègue ?

Non, chaque professionnel note ce qu’il a observé ou réalisé. Copier sans observer engage la responsabilité de celui qui écrit.

58. Que faire si l’on observe un changement mineur mais répété ?

Le noter et le transmettre, car l’accumulation de petits signes peut révéler un trouble plus grave (fatigue, confusion, infection…).

59. À quoi servent les transmissions inter-équipe ?

À assurer la continuité des soins entre équipes du matin, soir et nuit. Elles permettent de suivre l’évolution du patient.

60. Peut-on écrire sur une feuille volante ?

Non. Les documents de soins doivent être centralisés, tracés et archivés. Une feuille volante peut se perdre ou être falsifiée.

61. Que faire si un document contient une rature importante ?

Laisser visible l’écriture barrée, inscrire la correction proprement et signer. Cela garantit la transparence et la traçabilité.

62. Comment savoir si une information est pertinente à noter ?

Elle doit avoir un lien avec la santé, le soin ou le comportement du patient, et avoir une utilité pour l'équipe soignante.

63. Pourquoi éviter les termes "bizarre", "normale", "agité"

Ils sont flous et subjectifs. Il vaut mieux décrire les faits : "le patient crie", "refuse de manger", "se lève sans aide".

64. Que faire si le logiciel de soins demande un mot de passe oublié ?

Contacter l'administrateur du système ou la cellule informatique. Ne jamais emprunter les codes d'un collègue.

65. Peut-on ajouter une note manuscrite sur un dossier informatique imprimé ?

Non, sauf si une procédure le permet. Sinon, faire une nouvelle saisie dans le système pour respecter l'intégrité du dossier.

66. Quelle est la conséquence d'une note illisible ?

Elle peut entraîner une erreur de soin, une incompréhension ou une perte de chance pour le patient. Elle engage la responsabilité du soignant.

67. Pourquoi est-il important de chronologiser les faits ?

Pour retracer l'enchaînement des soins, comprendre l'évolution du patient et coordonner les actions à venir.

68. Que faire si le patient donne des informations incohérentes ?

Les noter en les attribuant clairement : “selon le patient...”, “le patient affirme que...”, et alerter l’équipe pour évaluation.

69. Peut-on noter une information en avance ?

Non. Seules les données réelles et vérifiées doivent être notées. Anticiper une action compromet la fiabilité des documents.

70. Pourquoi préciser l’heure dans chaque observation ?

Car l’heure permet de situer l’événement, suivre l’évolution clinique, et coordonner les soins dans le temps.

71. Que signifie “archiver les documents de soins” ?

C’est les classer dans un dossier fermé, sécurisé, conservé selon les délais légaux pour un éventuel usage médical ou juridique.

72. Peut-on corriger une erreur dans un dossier déjà archivé

Non. On ne modifie pas un dossier archivé. Si une erreur est constatée, elle est signalée par une note complémentaire.

73. Pourquoi les observations de nuit sont-elles importantes ?

Elles permettent de repérer des troubles du sommeil, des comportements nocturnes inhabituels, ou des signes d’aggravation.

74. Quelles sont les données à transmettre après une chute

Heure, lieu, circonstances, conséquences visibles, état du patient, douleur éventuelle, et informations transmises à l'IDE.

75. Peut-on stocker temporairement des données sur papier avant saisie ?

Oui, mais ces notes doivent être rapidement détruites après transcription dans le dossier officiel.

76. Que signifie "mettre à jour une donnée" ?

Actualiser une information devenue fausse ou incomplète : poids, dépendance, traitement, état de la peau, humeur, etc.

77. Peut-on transmettre à un collègue une information sans la noter ?

Non. L'information doit aussi être **écrite** pour assurer sa traçabilité et éviter les oublis ou les déformations.

78. Pourquoi identifier les documents avec le nom du patient ?

Pour éviter toute erreur de dossier, assurer le bon suivi, et garantir la sécurité du patient.

79. Que faire si plusieurs patients ont des noms similaires

Vérifier **nom, prénom, date de naissance**, numéro de dossier. En cas de doute, ne rien écrire ou administrer sans confirmation.

80. Que signifie “informer sans alarmer” ?

Transmettre une donnée préoccupante avec calme, clarté et sans dramatiser. Cela évite l’anxiété injustifiée chez le patient ou les familles.

81. Pourquoi noter une amélioration même mineure ?

Cela montre l’évolution positive, permet d’ajuster les soins, et rassure l’équipe comme le patient.

82. Que faire si l’on a oublié de noter plusieurs données ?

Les retranscrire avec honnêteté, en précisant qu’elles concernent un moment antérieur, et signaler le décalage horaire.

83. Peut-on partager une information avec un professionnel non soignant ?

Non, sauf si la loi ou le patient l’autorise. Le partage est limité à l’équipe pluri-professionnelle concernée.

84. Qu’est-ce qu’un tableau de suivi ?

Un outil synthétique (papier ou numérique) qui permet de suivre rapidement les constantes, soins ou comportements sur plusieurs jours.

85. Pourquoi inscrire les constantes même normales ?

Elles permettent de repérer un changement à long terme. L’absence de données rend impossible l’évaluation.

86. Peut-on noter une donnée médicale dans une transmission AS ?

Oui si elle est observée (ex : tension mesurée, température). Mais les **interprétations médicales** restent réservées aux IDE ou médecins.

87. Pourquoi une transmission mal formulée peut-elle être dangereuse ?

Elle peut induire une erreur, mal orienter l'équipe, retarder une prise en charge. La clarté est une exigence vitale.

88. Que faire si on ne comprend pas une donnée inscrite par un collègue ?

Lui demander directement pour éviter les erreurs. Sinon, demander à l'IDE ou au cadre de service.

89. Peut-on photographier un document de soins pour mémoire ?

Non. Cela enfreint la confidentialité des données et expose à des sanctions disciplinaires et légales.

90. Pourquoi s'exercer à rédiger des transmissions ?

Pour acquérir des automatismes, améliorer la qualité des écrits, et respecter les exigences professionnelles du métier.

91. Peut-on transmettre une information à l'oral uniquement ?

Uniquement si elle est urgente. Elle doit ensuite être notée pour assurer sa traçabilité.

92. Quelle est la différence entre noter et signaler ?

Noter = consigner dans le dossier. Signaler = alerter l'équipe en plus de l'écrit, surtout si la situation est urgente.

93. Pourquoi structurer ses notes selon une méthode ?

Cela rend les informations plus lisibles, logiques, rapides à comprendre, et réduit les risques de mauvaise interprétation.

94. Que signifie "valider une donnée" dans un logiciel ?

C'est confirmer qu'elle est exacte et finalisée. Une donnée validée est archivée et ne peut plus être modifiée sans procédure.

95. Peut-on écrire une transmission humoristique ou familière ?

Non. Le langage doit rester professionnel, respectueux, neutre et adapté au contexte soignant.

96. Que faire si un patient refuse qu'une information soit notée ?

Respecter sa volonté, sauf si l'information est vitale pour sa prise en charge. Dans ce cas, consulter l'IDE.

97. Peut-on supprimer une transmission ?

Non. Toute donnée fait partie du dossier officiel. En cas d'erreur, une note complémentaire doit être ajoutée.

98. Pourquoi indiquer les soins faits par un collègue ?

Pour assurer le suivi, éviter les doublons ou les oublis, surtout si le soin a été délégué ou réalisé à deux.

99. Comment s'assurer de la sécurité des données numériques ?

Ne jamais partager ses identifiants, se déconnecter après usage, et signaler tout incident au service informatique.

100. Quelle est la finalité globale du traitement des informations ?

Offrir une prise en charge **cohérente, individualisée, sécurisée et professionnelle**, dans le respect des droits du patient.

FICHE 1 – Finalité du traitement de l'information

Objectifs principaux

- **Assurer la traçabilité** des soins et des observations.
- **Garantir la continuité** et la sécurité des soins.
- **Communiquer efficacement** au sein de l'équipe.
- **Respecter le droit du patient** à une information complète et fiable.

Exemples d'informations à noter

- Soins réalisés, refus de soin, plaintes, comportement.
- Changements d'état, constantes vitales, douleurs exprimées.
- Observations objectives (signes cliniques) et subjectives (ressenti du patient).

FICHE 2 – Règles de rédaction et sécurité

À faire :

- Noter **après le soin** (jamais avant).
- Utiliser un **langage professionnel**, sans jugement ni familiarité.
- Rédiger de façon **lisible, datée, signée** (avec heure précise).
- En cas d'erreur : **barrer**, noter "erreur", corriger, signer.

À ne pas faire :

- Ratures, blanco, feuilles volantes.
- Abréviations non reconnues.
- Copier les transmissions d'un collègue.
- Partager des codes informatiques ou des données.

FICHE 3 – Supports et outils de traitement

Documents papier

- **Feuille de température**, dossier de soins, feuilles de transmission
- Archivés dans un **local sécurisé**, consultables uniquement par les professionnels autorisés.

Supports informatiques

- **Dossier Patient Informatisé (DPI)** : accessible par identifiants sécurisés.
- Traçabilité numérique : aucune modification possible après validation.
- Logiciels spécifiques, badges ou mots de passe individuels.

En cas de panne

- Utiliser des **transmissions manuscrites provisoires** puis saisir dès que possible dans le système.

FICHE 4 – Confidentialité et droit du patient

Confidentialité

- Interdiction de partager des données **hors de l'équipe soignante autorisée**.
- Ne pas discuter d'un patient dans des lieux publics ou avec des personnes non habilitées.
- Toute **photo, copie ou usage personnel** est interdit.

Droit du patient

- Accès à son dossier sur demande écrite.
- Respect de son choix concernant certaines informations.
- Possibilité de **refuser qu'une information soit transmise** (sauf urgence vitale).

FICHE 5 – Bonnes pratiques professionnelles

Méthode de transmission ciblée (CDAR)

- **Cible** : le problème.
- **Données** : observations.
- **Actions** : soins effectués.
- **Résultat** : évolution constatée.

Conseils pratiques

- Relire ses transmissions avant validation.
- Écrire ce que l'on **voit, entend ou fait**, pas ce que l'on pense.
- Prendre des **notes en poste** si besoin pour éviter les oublis.
- Informer immédiatement en cas de **fait grave ou urgent**.

Travail en équipe pluri-professionnelle

1. Qu'est-ce qu'une équipe pluri-professionnelle ?

C'est un groupe de professionnels de métiers différents qui collaborent autour du même patient pour garantir des soins cohérents et complets.

2. Qui compose l'équipe pluri-professionnelle ?

Aide-soignant, infirmier, médecin, kinésithérapeute, psychologue, diététicien, assistant social, ergothérapeute… selon les besoins du patient.

3. Quel est le rôle de l'aide-soignant dans cette équipe ?

Observer, réaliser les soins d'hygiène, transmettre les informations utiles, et contribuer à l'évaluation globale du patient.

4. Pourquoi la communication est-elle essentielle en équipe

Elle évite les erreurs, permet la coordination, renforce la cohésion et garantit une continuité des soins de qualité.

5. Qu'est-ce que la complémentarité des rôles ?

Chaque professionnel a des compétences spécifiques. La complémentarité permet de répondre à tous les besoins du patient.

6. Que faire en cas de désaccord entre collègues ?

Dialoguer avec respect, chercher un compromis, et si besoin en parler à un référent ou un cadre. L'objectif reste le bien du patient.

7. Quelle attitude avoir face à une erreur d'un collègue ?

Ne pas juger, dialoguer calmement, alerter si nécessaire, et toujours protéger le patient. L'équipe est responsable collectivement.

8. Pourquoi est-il important de connaître les missions de chacun ?

Pour savoir à qui s'adresser, éviter les doublons, déléguer correctement et respecter le champ d'intervention de chaque métier.

9. Comment se construit la confiance dans une équipe ?

Par la fiabilité, le respect, l'écoute et la transparence. Une équipe soudée se construit avec le temps et l'exemplarité.

10. Que signifie "travailler ensemble autour du patient" ?

C'est coordonner ses actions, partager les observations et décisions, et respecter les besoins, choix et rythme du patient.

11. Comment l'AS participe-t-il au projet de soin ?

En observant le patient, en notant ses réactions, en transmettant à l'équipe et en adaptant ses gestes aux objectifs fixés.

12. Que faire si un professionnel ne respecte pas son rôle

En discuter calmement, rappeler les missions de chacun, et prévenir l'encadrant si cela met en danger le bon fonctionnement de l'équipe.

13. Pourquoi les réunions d'équipe sont-elles importantes

Elles permettent de faire le point sur les patients, de partager les informations, d'ajuster les soins et de renforcer la cohésion.

14. Quelle qualité est essentielle en équipe ?

L'écoute. Elle permet de mieux comprendre les autres, d'éviter les tensions et de collaborer dans un climat de confiance.

15. Quelle différence entre pluridisciplinarité et interdisciplinarité ?

Pluridisciplinarité = plusieurs métiers autour du patient. Interdisciplinarité = échanges croisés, décisions concertées, approche globale.

16. Que faire si un patient reçoit des consignes contradictoires ?

En parler en équipe, harmoniser les messages et veiller à la cohérence pour ne pas désorienter le patient.

17. Pourquoi l'humilité est-elle importante en équipe ?

Reconnaître ses limites permet de demander de l'aide, d'apprendre et d'éviter les erreurs. C'est une marque de professionnalisme.

18. Quel est le rôle du médecin dans l'équipe ?

Diagnostiquer, prescrire, coordonner le parcours de soins et prendre les décisions médicales. Il s'appuie sur les observations de l'équipe.

19. Que signifie "coordonner les soins" ?

Organiser les interventions de chacun pour éviter les doublons, les oublis ou les conflits d'horaire. C'est une gestion collective.

20. Comment accueillir un nouveau collègue dans l'équipe

Le guider, lui présenter le fonctionnement, répondre à ses questions. Une bonne intégration renforce la dynamique collective.

21. Que faire si on ne comprend pas la décision d'un collègue ?

Poser la question avec bienveillance. La communication permet d'éclaircir les choix et d'éviter les tensions inutiles.

22. Pourquoi l'équipe est-elle essentielle dans le soin relationnel ?

Chaque membre peut apporter un soutien, une écoute ou un regard différent. Le lien humain se construit aussi en équipe.

23. Comment prévenir les tensions dans une équipe ?

Parler régulièrement, partager les difficultés, respecter les rôles, et faire preuve de tolérance et de solidarité.

24. Quelle est la place de l'AS dans les transmissions ?

Il transmet ses observations et actions de soin à l'IDE et aux autres professionnels. Il est un relais essentiel d'information.

25. Pourquoi faut-il respecter les décisions collectives ?

Elles résultent souvent d'une concertation et visent le bien du patient. Les remettre en cause sans motif peut nuire à l'harmonie.

26. Comment gérer les différences de rythme dans l'équipe

En s'adaptant, en communiquant, en se soutenant. Il faut éviter les jugements et chercher des solutions ensemble.

27. Pourquoi partager ses difficultés avec l'équipe ?

Cela permet d'être soutenu, de trouver des solutions et de prévenir l'isolement ou l'épuisement professionnel.

28. Comment l'AS peut-il valoriser le travail de l'équipe ?

En reconnaissant les compétences des autres, en remerciant, en mettant en avant les réussites collectives.

29. Quelle est la conséquence d'un manque de communication ?

Des oublis, des erreurs, des soins incohérents ou mal coordonnés. Cela peut nuire au patient comme à l'équipe.

30. Que signifie “agir dans le cadre de ses compétences” ?

C’est respecter ce que l’on est formé et autorisé à faire, sans empiéter sur les actes réservés aux IDE ou médecins.

31. Pourquoi partager les observations avec l’équipe ?

Un détail observé par l’AS peut être utile à l’infirmier ou au médecin. L’échange permet une prise en charge globale et cohérente.

32. Que faire si une consigne vous semble inadaptée ?

En parler avec respect au professionnel concerné, proposer une alternative si besoin, mais ne pas désobéir sans dialogue.

33. Quelle est la place du patient dans l’équipe ?

Centrale. Il est acteur de ses soins, donne son avis, fait part de ses ressentis et participe aux décisions quand c’est possible.

34. Comment adapter sa communication selon les métiers

Utiliser un langage clair, adapté au niveau de spécialité du collègue. Avec un médecin, on sera plus technique ; avec un ASH, plus pratique.

35. Pourquoi respecter les horaires est un acte d’équipe ?

Être à l’heure, c’est respecter les collègues, ne pas les surcharger, et assurer une continuité fluide des soins.

36. Que faire si un collègue semble en détresse ?

Proposer de l'aide, en parler, relayer si besoin au cadre. La solidarité renforce la cohésion et évite les burn-outs.

37. Pourquoi partager aussi les réussites ?

Féliciter, valoriser, célébrer les réussites ensemble renforce la motivation et l'estime collective.

38. Que signifie "mutualiser les compétences" ?

Partager ses savoir-faire, apprendre des autres, combiner les forces pour améliorer la qualité globale des soins.

39. Que faire si un professionnel impose ses décisions ?

Rappeler le travail en équipe, discuter, alerter si le comportement devient autoritaire ou nuit à la cohésion.

40. Quelle est la place des familles dans l'équipe élargie ?

Elles peuvent apporter des infos précieuses sur les habitudes du patient. Leur place est reconnue mais encadrée.

41. Que signifie "cohérence de discours" ?

Tous les professionnels doivent donner les **mêmes informations** au patient pour éviter confusion, stress ou refus.

42. Pourquoi faire des retours constructifs entre collègues

Pour progresser ensemble, ajuster les pratiques, renforcer la qualité des soins sans jugement.

43. Quelle posture adopter en équipe ?

Ouverte, respectueuse, bienveillante, proactive. Le “savoir-être” est aussi important que le savoir-faire.

44. Quelle est la place du cadre de santé ?

Il coordonne, régule, gère les conflits, organise les soins et soutient les équipes. Il est un repère dans l’organisation.

45. Que faire si vous êtes témoin d’une maltraitance ?

Protéger le patient, ne pas se taire, alerter rapidement l’IDE ou le cadre, et noter les faits de manière factuelle.

46. Quelle est l’importance du respect des fonctions ?

Chaque métier a ses règles. Respecter ces fonctions évite les erreurs et valorise les rôles de chacun.

47. Peut-on s’appuyer sur l’équipe en cas de doute ?

Oui. Partager un doute est un signe de responsabilité. L’équipe est là pour soutenir et sécuriser la pratique.

48. Pourquoi l’équipe est-elle une richesse ?

Elle réunit des compétences variées, des regards différents et une capacité d’adaptation collective plus forte qu’individuelle.

49. Que faire pour bien collaborer au quotidien ?

Écouter, proposer, communiquer, s’entraider et rester centré sur l’objectif commun : le bien du patient.

50. Quelle est la finalité du travail en équipe pluri-professionnelle ?

Offrir une prise en charge **globale, cohérente, humaine et sécurisée**, dans le respect des compétences de chacun.

FICHE 1 – Comprendre l'équipe pluri-professionnelle

Définition

- Une équipe pluri-professionnelle regroupe des professionnels de métiers différents (AS, IDE, médecin, kiné, psychologue, etc.) qui collaborent autour du patient.

Objectifs

- Assurer une **prise en charge globale et coordonnée**.
- Mutualiser les compétences.
- Favoriser l'échange d'informations et la cohérence des soins.

Rôle de l'aide-soignant

- Observer, transmettre, réaliser les soins relevant de ses compétences, et participer à l'organisation collective.

FICHE 2 – Communication et coordination

Principes de communication

- **Écoute active**, respect, clarté, absence de jugement.
- Transmettre des informations **objectives et utiles** à tous les membres concernés.

Moyens de communication

- Réunions, transmissions orales, dossiers de soins, outils numériques.
- Moment clé : **la relève** entre équipes.

Coordination

- Partage des tâches, organisation des tournées, concertation autour des décisions.
- Importance de respecter les **compétences et les rôles de chacun**.

FICHE 3 – Attitude professionnelle en équipe

Qualités attendues

- Esprit d'équipe, ponctualité, fiabilité, bienveillance.
- Savoir **demander de l'aide**, **déléguer**, **valoriser** les autres.

Prévenir les conflits

- Dialoguer dès qu'un malentendu survient.
- Rester centré sur l'objectif commun : le bien du patient.
- Impliquer un cadre si nécessaire.

Collaboration quotidienne

- Respecter le rythme des autres.
- S'adapter, anticiper, rendre compte de ses actions.
- Ne pas "travailler dans son coin".

FICHE 4 – Le patient au centre du travail d'équipe

Place du patient

- **Acteur de sa prise en charge**.
- Ses besoins, préférences et retours doivent guider l'équipe.
- La cohérence des messages est essentielle (éviter les contradictions).

Travail avec les familles

- Source d'informations sur les habitudes, repères, évolutions.
- Écoute respectueuse mais communication **encadrée par la confidentialité**.

Prise de décision concertée

- Chacun apporte son point de vue selon son métier.
- Décisions prises collectivement quand c'est possible (notamment en équipe mobile ou en soins palliatifs).

FICHE 5 – Coopération et responsabilités partagées

Savoir coopérer

- Se rendre disponible, proposer son aide, soutenir dans les moments difficiles.
- Accepter les remarques constructives.
- Réagir face aux erreurs sans jugement, mais avec **responsabilité**.

Responsabilité collective

- Chacun est responsable de sa part, mais le **travail d'équipe engage tous les membres**.
- Une information mal transmise ou une observation ignorée peut impacter toute la prise en charge.

En résumé

Un bon travail d'équipe = écoute, coordination, respect des compétences et centrage patient.

Gestes et soins d'urgence

1. Qu'est-ce qu'une situation d'urgence en soins ?

C'est une situation imprévue qui menace la vie ou l'intégrité physique du patient et nécessite une intervention immédiate.

2. Quel est le rôle de l'aide-soignant en cas d'urgence ?

Alerter immédiatement, sécuriser la personne, appliquer les gestes appris (si dans son champ de compétence), rester calme et efficace.

3. Quelle est la première chose à faire face à une urgence

Évaluer la sécurité (pour soi et pour la victime), **alerter**, puis agir si formé, sans se mettre en danger.

4. Que veut dire "protéger, alerter, secourir" ?

C'est la conduite à tenir face à une urgence : protéger les personnes, alerter les secours, puis intervenir si formé.

5. Qui prévenir en cas d'urgence dans un établissement de soins ?

L'infirmier le plus proche ou le médecin si présent, puis le cadre. Si besoin, appeler le 15 (SAMU).

6. Quels sont les numéros d'urgence à connaître ?

15 : SAMU – 18 : pompiers – 17 : police – 112 : numéro d'urgence européen.

7. Que faire si une personne ne répond pas et ne respire pas ?

Alerter les secours, commencer le massage cardiaque si formé, utiliser un défibrillateur si disponible.

8. À quel rythme faire un massage cardiaque chez l'adulte

Environ **100 à 120 compressions par minute**, sans interruption si possible, jusqu'à l'arrivée des secours.

9. Que faire si le patient respire mais ne répond pas ?

Le mettre en position latérale de sécurité (PLS), surveiller la respiration, et alerter immédiatement.

10. Quels sont les signes d'un arrêt cardiaque ?

Inconscience, absence de respiration normale, absence de mouvement. Il faut agir immédiatement.

11. Qu'est-ce qu'un défibrillateur automatisé externe (DAE) ?

C'est un appareil qui analyse le rythme cardiaque et délivre un choc électrique si nécessaire, guidant l'utilisateur par des messages vocaux.

12. Où trouver un défibrillateur dans un établissement ?

Souvent à l'entrée, dans les couloirs ou à l'accueil. Il est repéré par un panneau vert avec un cœur et un éclair.

13. Quels sont les signes d'un AVC ?

Paralysie d'un côté, trouble de la parole, déviation de la bouche, trouble de la vision ou du comportement, apparition soudaine.

14. Que faire en cas de suspicion d'AVC ?

Alerter immédiatement le 15, ne rien donner à boire ni à manger, installer confortablement, surveiller la conscience.

15. Quels signes évoquent une détresse respiratoire ?

Respiration rapide ou lente, bruit inhabituel, tirage, cyanose (lèvres bleues), agitation ou perte de conscience.

16. Que faire en cas d'étouffement partiel (la personne tousse) ?

L'encourager à tousser, ne pas intervenir tant qu'elle respire. Surveiller attentivement et préparer l'alerte si besoin.

17. Que faire en cas d'étouffement total (plus de bruit ni de respiration) ?

Effectuer 5 claques dans le dos, puis 5 compressions abdominales (manœuvre de Heimlich), en alternance. Alerter les secours.

18. Qu'est-ce qu'un malaise ?

C'est une sensation de mal-être soudain, avec ou sans perte de connaissance, qui peut avoir plusieurs causes (hypoglycémie, douleur, émotion...).

19. Que faire en cas de malaise ?

Allonger la personne si possible, surveiller les signes vitaux, parler calmement, alerter l'IDE ou le médecin.

20. Quels signes évoquent une hypoglycémie ?

Tremblements, sueurs, pâleur, comportement inhabituel, somnolence, perte de connaissance. Chez un diabétique : vérifier la glycémie.

21. Que faire si un patient chute ?

Ne pas le relever seul, observer les signes de douleur ou blessure, prévenir l'IDE, sécuriser l'environnement et rassurer la personne.

22. Quand suspecter un traumatisme crânien ?

Si la chute a concerné la tête, en cas de vomissements, confusion, maux de tête, somnolence ou perte de mémoire.

23. Qu'est-ce qu'un choc allergique (choc anaphylactique)

Réaction grave et immédiate à un allergène : gonflement du visage, difficultés à respirer, urticaire, chute de tension, malaise.

24. Que faire en cas de suspicion de choc allergique ?

Allonger la personne, alerter immédiatement, surveiller les signes vitaux. Si un traitement d'urgence est prescrit (auto-injecteur), le préparer.

25. Qu'est-ce qu'un soin d'urgence relevant de l'AS ?

Mettre en PLS, alerter, surveiller la respiration, appliquer une compresse en cas de saignement, sécuriser l'environnement.

26. Quelle est la priorité en cas d'hémorragie externe ?

Appuyer fermement sur la plaie avec une compresse stérile, allonger la personne, alerter, et maintenir la pression jusqu'à prise en charge.

27. Quand utiliser la position allongée jambes surélevées

En cas de malaise sans traumatisme, pour améliorer le retour sanguin. Ne pas l'appliquer si suspicion de fracture ou de blessure abdominale.

28. Que faire en cas de brûlure grave ?

Refroidir à l'eau (15 minutes), retirer les vêtements autour mais pas ceux collés, couvrir avec un tissu propre, alerter les secours.

29. Que faire face à une crise d'épilepsie ?

Protéger la tête, ne pas bloquer les mouvements ni mettre quoi que ce soit dans la bouche, chronométrer la crise, alerter et surveiller après.

30. Quelle durée de crise d'épilepsie nécessite une urgence médicale ?

Plus de 5 minutes, ou répétition rapprochée de plusieurs crises sans reprise de conscience = appel immédiat au 15.

31. Comment rassurer une personne en détresse ?

Par la voix, le regard, une posture calme. Expliquer ce que l'on fait, rester présent et poser des mots simples sur la situation.

32. Quels signes nécessitent un appel immédiat au médecin

Perte de connaissance, chute grave, douleur intense, détresse respiratoire, saignement abondant, changement brutal d'état général.

33. Que faire si un patient s'effondre dans un couloir ?

Vérifier la conscience et la respiration, sécuriser les lieux, alerter immédiatement, ne pas déplacer sans évaluation médicale.

34. Peut-on administrer un médicament en urgence ?

Non, l'AS ne donne jamais de médicament sauf si cela a été **prévu et prescrit**, ou sur demande directe de l'IDE dans une situation précise.

35. Quelle est l'importance de garder son calme en urgence ?

Le calme permet de mieux réfléchir, de rassurer la victime, de coordonner les gestes et d'éviter d'aggraver la situation.

36. Qu'est-ce qu'une détresse psychologique aiguë ?

Comportement agité, propos incohérents, menace de suicide, repli soudain. Cela nécessite écoute, surveillance et alerte rapide.

37. Quelle est la bonne posture physique lors d'un massage cardiaque ?

Bras tendus, mains l'une sur l'autre au centre du thorax, épaules au-dessus des mains, pression verticale et régulière.

38. Peut-on faire un massage cardiaque à travers les vêtements ?

Oui. Il n'est pas nécessaire de déshabiller la personne. Le massage doit débuter sans attendre.

39. Quand utiliser la position assise ?

Chez une personne consciente avec gêne respiratoire. Elle facilite l'expansion pulmonaire.

40. Pourquoi toujours se protéger avant d'aider ?

Pour éviter de devenir victime à son tour (chute, violence, infection). La sécurité du sauveteur est la priorité.

41. Que faire si on est seul face à une urgence vitale ?

Protéger, alerter en premier, puis agir selon ses compétences (PLS, massage, pression). Rester au contact jusqu'à l'arrivée des secours.

42. Peut-on donner à boire à une personne inconsciente ?

Non, risque de fausse route. Une personne inconsciente ne doit rien avaler.

43. Pourquoi noter l'heure dans une situation d'urgence ?

Cela permet de suivre l'évolution, de renseigner les secours, de vérifier la durée d'une crise ou d'un arrêt cardiaque.

44. Que faire après une situation d'urgence ?

Rédiger une transmission, débriefer avec l'équipe, exprimer ses émotions si besoin. Une situation critique peut affecter psychologiquement.

45. Pourquoi s'entraîner régulièrement aux gestes d'urgence ?

Pour garder les bons réflexes, renforcer l'efficacité et la confiance en cas de situation réelle.

46. Peut-on toucher à un patient sous oxygène en cas de détresse ?

Oui, mais il faut alerter immédiatement. Surveiller la respiration et ne jamais retirer l'oxygène sans consigne médicale.

47. Quelle réaction face à un patient désorienté et agité ?

Parler calmement, sécuriser l'environnement, alerter, ne pas s'opposer physiquement sauf danger immédiat.

48. Pourquoi respecter les protocoles internes d'urgence ?

Ils précisent qui prévenir, comment agir, où trouver le matériel, et permettent une prise en charge rapide et sécurisée.

49. Peut-on déplacer une victime inconsciente ?

Non, sauf danger immédiat (incendie, noyade...). Sinon, attendre les secours, maintenir la surveillance et la position sécurisée.

50. Quelle est la priorité absolue en urgence ?

Préserver la vie du patient tout en **préservant la sécurité du soignant**, en agissant rapidement et en coordination avec l'équipe.

FICHE 1 – Principes généraux de l'urgence

Définition d'une urgence

- Situation **imprévisible**, potentiellement vitale, nécessitant une **intervention immédiate**.

Conduite générale : Protéger – Alerter – Secourir

1. **Protéger** : sécuriser les lieux et la victime.
2. **Alerter** : prévenir les secours ou l'équipe soignante.
3. **Secourir** : agir dans le cadre de ses compétences.

Numéros utiles

- **15** : SAMU
- **18** : Pompiers
- **112** : Numéro d'urgence européen

FICHE 2 – Gestes de premiers secours

Massage cardiaque

- Adulte inconscient et ne respire pas = **100 à 120 compressions/min**, bras tendus, mains au centre du thorax.
- Relais par un DAE si disponible.

Position latérale de sécurité (PLS)

- Victime inconsciente mais qui respire.
- Maintien d'une respiration libre en évitant l'étouffement.

Étouffement

- **Partiel** : laisser tousser.
- **Total** : 5 claques dorsales + 5 compressions abdominales (Heimlich).

FICHE 3 – Reconnaître les signes d’urgence

Urgences vitales fréquentes

- **Arrêt cardiaque** : inconscience, absence de respiration.
- **AVC** : paralysie, trouble de la parole, déviation du visage.
- **Détresse respiratoire** : cyanose, tirage, agitation.
- **Hypoglycémie** : sueurs, tremblements, somnolence.
- **Choc allergique** : urticaire, œdème, respiration difficile.

Autres situations

- Chute, brûlure, traumatisme crânien, épilepsie, agitation soudaine.

FICHE 4 – Conduite à tenir selon les cas

Malaise

- Allonger si possible, jambes surélevées, surveiller, alerter.
- Si diabétique : vérifier glycémie si possible.

Crise d'épilepsie

- Protéger, ne pas intervenir, chronométrer, alerter.
- Mettre en PLS après la crise si la personne ne reprend pas conscience.

Brûlure

- **Refroidir à l'eau** (15 min), protéger, alerter.
- Ne jamais percer une cloque ni retirer les vêtements collés.

Hémorragie

- **Appuyer fortement** avec une compresse.
- Ne pas retirer l'objet si blessure pénétrante.

FICHE 5 – Rôle de l'aide-soignant et suivi post-urgence

Rôle de l'AS

- **Alerter immédiatement l'IDE ou le médecin.**
- **Assurer les premiers gestes si formé.**
- **Surveiller l'état de la personne** jusqu'à l'arrivée des secours.
- **Transmettre les faits de façon précise et factuelle.**

Après l'événement

- Rédiger une **transmission écrite claire**.
- Participer au **débriefing d'équipe**.
- Gérer ses émotions, demander un soutien si besoin.

Physiologie

FICHE 1 – LA FONCTION RESPIRATOIRE

1. Définition

La fonction respiratoire permet les **échanges gazeux** entre l'air inspiré et le sang. Elle assure l'apport d'**oxygène (O_2)** et l'élimination du **dioxyde de carbone (CO_2)**.

2. Les organes impliqués

- **Voies aériennes supérieures** : nez, pharynx, larynx (filtrent, réchauffent, humidifient l'air).
- **Voies aériennes inférieures** : trachée, bronches, bronchioles.
- **Poumons** : contiennent les alvéoles où ont lieu les échanges gazeux.
- **Diaphragme et muscles intercostaux** : permettent les mouvements respiratoires.

3. Mécanisme de la respiration

- **Inspiration** : le diaphragme se contracte, les poumons se remplissent d'air.
- **Expiration** : le diaphragme se relâche, l'air chargé en CO_2 est expulsé.

4. Surveillance de la respiration

- **Fréquence respiratoire** normale : 12 à 20 mouvements/min chez l'adulte.
- Observer : **amplitude**, **rythme**, **bruits respiratoires**, **cyanose**, **dyspnée**.

5. Rôle de l'aide-soignant

- Surveiller la respiration, alerter en cas de signes anormaux.
- Aider à l'installation du patient (position demi-assise si dyspnée).
- Favoriser un environnement aéré et adapté (éviter les encombrements).

FICHE 2 – LA FONCTION CIRCULATOIRE

1. Définition

La fonction circulatoire assure le **transport du sang** dans tout l'organisme, permettant l'**apport d'oxygène et de nutriments** aux cellules, ainsi que l'**élimination des déchets** (dont le CO_2). Elle participe aussi à la **régulation thermique** et au **transport des hormones et des défenses immunitaires**.

2. Les organes et structures principales

- **Le cœur** : organe musculaire situé dans le thorax. Il agit comme une **pompe** en propulsant le sang. Il possède :
    - **4 cavités** : 2 oreillettes (droite et gauche) et 2 ventricules.
    - **Valvules** : assurent le **sens unique** du flux sanguin.
    - **2 circuits** :
        - **Petite circulation** (ou circulation pulmonaire) : sang pauvre en O_2 va aux poumons pour se réoxygéner.

- **Grande circulation** (ou circulation systémique) : sang riche en O_2 va dans tout le corps.

- **Les vaisseaux sanguins** :
    - **Artères** : transportent le sang **du cœur vers les organes** (sang riche en O_2 sauf artère pulmonaire).
    - **Veines** : ramènent le sang **des organes vers le cœur** (sang pauvre en O_2 sauf veine pulmonaire).
    - **Capillaires** : très fins, permettent les **échanges gazeux et nutritionnels** au niveau des tissus.

3. Les composants du sang

- **Globules rouges (érythrocytes)** : transportent l'O_2 grâce à l'hémoglobine.
- **Globules blancs (leucocytes)** : défendent l'organisme contre les infections.
- **Plaquettes (thrombocytes)** : participent à la coagulation.
- **Plasma** : liquide transportant nutriments, hormones et déchets.

4. Les constantes circulatoires à connaître

- **Fréquence cardiaque normale** : 60 à 100 battements par minute chez l'adulte.

- **Tension artérielle normale** : environ 120/80 mmHg.
- Signes à surveiller : **pouls** (fort, faible, régulier ?), **tension, coloration de la peau, œdèmes, fatigue, essoufflement**.

5. Rôle de l'aide-soignant

- **Observer les signes circulatoires** : pâleur, cyanose, extrémités froides, essoufflement, etc.
- **Prendre les constantes** (pouls, tension avec autorisation).
- **Surveiller les perfusions** et la qualité de la circulation périphérique.
- **Alerter rapidement** en cas de trouble : hypotension, tachycardie, malaise, saignement.

FICHE 3 – LA FONCTION DIGESTIVE

1. Définition

La fonction digestive permet de **transformer les aliments** en nutriments assimilables par l'organisme. Ces nutriments sont ensuite **absorbés** dans le sang pour nourrir les cellules, et les **déchets non digérés** sont évacués.

2. Les organes du tube digestif

- **Bouche** : mastication, salive (enzymes digestives).
- **Pharynx et œsophage** : conduisent les aliments vers l'estomac.
- **Estomac** : brassage et digestion partielle grâce aux sucs gastriques.
- **Intestin grêle** : digestion finale et **absorption des nutriments**.
- **Côlon (gros intestin)** : réabsorption de l'eau, formation des selles.
- **Rectum et anus** : stockage et évacuation des déchets (défécation).

3. Glandes digestives

- **Foie** : produit la bile, détoxifie le sang, stocke le glucose.
- **Vésicule biliaire** : stocke la bile et la libère dans l'intestin grêle.
- **Pancréas** : sécrète des enzymes digestives et l'insuline.

4. Processus de digestion

- **Mécanique** : mastication, brassage gastrique, mouvements péristaltiques.
- **Chimique** : enzymes digestives qui dégradent protéines, glucides, lipides.
- **Absorption** : principalement dans l'intestin grêle par les villosités.

5. Rôle de l'aide-soignant

- **Surveiller l'appétit**, les nausées, vomissements, douleurs abdominales, selles (fréquence, consistance).
- Aider au repas, favoriser une **alimentation équilibrée**.
- Encourager l'hydratation.
- Respecter les régimes prescrits.

- Alerter en cas de diarrhée, constipation, douleurs ou vomissements répétés.

FICHE 4 – LA FONCTION URINAIRE

1. Définition

La fonction urinaire permet l'**élimination des déchets** azotés du sang (principalement l'urée) et la **régulation de l'équilibre hydrique et électrolytique** du corps. Elle participe aussi au **maintien de la pression artérielle** et à la fabrication de certaines hormones.

2. Les organes de l'appareil urinaire

- **Reins (2)** : filtrent le sang, produisent l'urine, régulent la composition du plasma.
- **Uretères (2)** : conduisent l'urine des reins à la vessie.
- **Vessie** : réservoir musculaire, stocke l'urine jusqu'à la miction.
- **Urètre** : canal d'évacuation de l'urine hors du corps.

3. La formation de l'urine

- **Filtration glomérulaire** : le sang est filtré au niveau des néphrons dans les reins.
- **Réabsorption** : récupération de l'eau et des nutriments utiles.

- **Sécrétion** : élimination active de certaines substances.
- **Excrétion** : l'urine finale est composée d'eau, urée, sels minéraux, déchets.

4. Données physiologiques

- **Diurèse normale** : 1,5 à 2 litres d'urine/24h.
- Urine : claire, jaune pâle, peu odorante.
- Facteurs influents : hydratation, alimentation, médicaments, température.

5. Rôle de l'aide-soignant

- **Surveiller la diurèse** (quantité, fréquence, couleur, odeur).
- **Aider à la toilette, à l'élimination**, pose de bassin ou urinal si besoin.
- Observer les signes d'infection urinaire : brûlures, douleurs, fièvre, urine trouble.
- Respecter les régimes hydriques ou les restrictions prescrites.
- Alerter en cas de rétention, incontinence, hématurie, oligurie ou anurie.

FICHE 5 – LA FONCTION NERVEUSE

1. Définition

La fonction nerveuse permet de **recevoir, traiter et transmettre des informations** entre le corps et l'environnement. Elle commande les mouvements, régule les fonctions vitales et permet les perceptions, les émotions, la mémoire et le raisonnement.

2. Organisation du système nerveux

- **Système nerveux central (SNC)** :
    - **Cerveau** : centre de commande, mémoire, langage, émotions, motricité volontaire.
    - **Cervelet** : équilibre, coordination des mouvements.
    - **Tronc cérébral** : fonctions vitales automatiques (respiration, rythme cardiaque).
    - **Moelle épinière** : relie le cerveau au corps, transmet les messages nerveux.
- **Système nerveux périphérique (SNP)** :
    - **Nerfs sensitifs** : transmettent les infos des récepteurs sensoriels vers le SNC.

- **Nerfs moteurs** : transmettent les ordres du SNC aux muscles et glandes.

3. Fonctionnement du message nerveux

- Le **neurone** est l'unité de base.
- L'information circule sous forme d'**influx nerveux**.
- La transmission se fait par des **synapses** à l'aide de neurotransmetteurs.

4. Réflexes et activités conscientes

- **Réflexe** : réponse rapide et automatique (ex. : retirer sa main d'une surface chaude).
- **Activité volontaire** : nécessite un traitement conscient par le cerveau.

5. Rôle de l'aide-soignant

- Observer le comportement, l'état de conscience, la coordination, la parole.
- Surveiller les troubles : confusion, convulsions, chute, paralysie, troubles sensoriels.
- Adapter la communication aux troubles cognitifs ou neurologiques.
- Aider à la mobilisation, à la sécurité, à la stimulation cognitive (notamment en EHPAD).

- Alerter en cas de trouble neurologique aigu (AVC, perte de connaissance…).

FICHE 6 – LA FONCTION MUSCULO-SQUELETTIQUE

1. Définition

Cette fonction permet à l'organisme de **se tenir debout, de bouger, de manipuler** des objets et de se déplacer. Elle assure aussi la **protection des organes internes** et la production des cellules sanguines (dans la moelle osseuse).

2. Les éléments du système musculo-squelettique

- **Le squelette** : charpente rigide composée de **206 os**, assurant le **soutien**, la **protection** (crâne, cage thoracique…) et la **mobilité** (membres).
- **Les articulations** : jonctions entre les os permettant les mouvements (mobiles, semi-mobiles ou fixes).
- **Les muscles** : assurent le mouvement en **se contractant**. On distingue :
    - **Muscles squelettiques** (volontaires, liés aux os),
    - **Muscles lisses** (involontaires, présents dans les organes),
    - **Muscle cardiaque** (spécifique au cœur).

- **Les tendons et ligaments** : relient les muscles aux os et assurent la stabilité articulaire.

3. Fonctionnement du mouvement

- Les mouvements sont commandés par le **système nerveux**.
- Un message moteur part du cerveau, descend dans la moelle épinière puis atteint les **fibres musculaires** par les nerfs.
- Les **muscles antagonistes** (ex : biceps/triceps) travaillent en opposition pour permettre des gestes fluides.

4. Rôle dans la posture et la locomotion

- Le maintien de la posture est un équilibre entre la **tonicité musculaire** et la **structure osseuse**.
- La **locomotion** dépend de l'intégrité des os, muscles, nerfs et articulations.

5. Rôle de l'aide-soignant

- **Aider à la mobilisation**, prévenir les chutes et la fonte musculaire.

- Utiliser des **techniques de manutention** adaptées pour protéger le soignant et le patient.
- **Observer la posture, la marche, la force musculaire**.
- Alerter en cas de douleurs articulaires, d'immobilisation, de boiterie ou de déformation.
- Prévenir les complications du **décubitus** (alitement prolongé) : escarres, raideurs, thromboses.

FICHE 7 – LA FONCTION CUTANÉE

1. Définition

La fonction cutanée concerne la **peau**, organe le plus étendu du corps humain. Elle joue un rôle essentiel de **protection**, de **régulation thermique**, de **perception sensorielle**, et d'**échange avec le milieu extérieur**.

2. Structure de la peau

- **Épiderme** : couche externe, fine, composée de cellules mortes kératinisées (barrière).
- **Derme** : couche intermédiaire, riche en vaisseaux sanguins, terminaisons nerveuses, glandes.
- **Hypoderme** : couche profonde, tissu adipeux (graisse) servant d'isolant et de réserve d'énergie.

3. Rôles principaux de la peau

- **Barrière de protection** contre les agents infectieux, chimiques, mécaniques et UV.
- **Régulation de la température** grâce à la transpiration et la vasodilatation.
- **Perception sensorielle** : chaud, froid, douleur, toucher, pression.

- **Communication** : expressions, rougeurs, pâleurs visibles en surface.
- **Rôle métabolique** : synthèse de la vitamine D sous l'effet des UV.

4. Les annexes cutanées

- **Phanères** : cheveux, poils, ongles.
- **Glandes sudoripares** : produisent la sueur.
- **Glandes sébacées** : sécrètent le sébum (protection et lubrification).

5. Rôle de l'aide-soignant

- **Observer l'état de la peau** : couleur, plaies, rougeurs, sécheresse, œdèmes, escarres.
- Réaliser des **soins d'hygiène**, **prévenir les infections**, et **hydrater la peau**.
- **Mobiliser le patient régulièrement** pour éviter les escarres.
- Alerter en cas de plaie, d'odeur anormale, de démangeaisons, de lésion suspecte.

FICHE 8 – LA FONCTION ENDOCRINE

1. Définition

La fonction endocrine régule les grandes fonctions du corps par la **sécrétion d'hormones** directement dans le sang. Ces hormones agissent comme des messagers chimiques pour coordonner la croissance, la reproduction, le métabolisme, le stress, etc.

2. Les principales glandes endocrines et leurs rôles

- **Hypophyse** (cerveau) : chef d'orchestre des glandes ; contrôle la croissance, les cycles hormonaux, la lactation.
- **Thyroïde** (cou) : régule le métabolisme, la température, le poids.
- **Parathyroïdes** : régulent le calcium sanguin.
- **Surrénales** (au-dessus des reins) : sécrètent adrénaline (stress) et cortisol (inflammation).
- **Pancréas** : produit l'insuline (baisse la glycémie) et le glucagon (l'augmente).
- **Gonades** (ovaires et testicules) : régulent la reproduction (œstrogènes, progestérone, testostérone).

- **Épiphyse (glande pinéale)** : régule le sommeil (mélatonine).

3. Caractéristiques des hormones

- **Spécifiques** : chaque hormone agit sur un ou plusieurs organes cibles.
- **Puissantes** : de faibles quantités suffisent à produire des effets importants.
- **Régulées** : par rétrocontrôle (feedback), l'organisme ajuste la production selon les besoins.

4. Exemples d'équilibres hormonaux

- **Glycémie** : régulée par l'insuline et le glucagon.
- **Cycle menstruel** : régulé par FSH, LH, œstrogènes et progestérone.
- **Réponse au stress** : libération de cortisol et adrénaline.

5. Rôle de l'aide-soignant

- **Observer les signes d'un déséquilibre hormonal** : sueurs, amaigrissement, prise de poids, fatigue, troubles du sommeil, troubles menstruels.
- Aider à la **prise des traitements hormonaux** (insuline, hormones thyroïdiennes...).

- **Surveiller la glycémie** si délégation, surtout chez les diabétiques.
- Alerter en cas de **malaise hypoglycémique ou hyperglycémique**.

FICHE 9 – LA FONCTION REPRODUCTRICE

1. Définition

La fonction reproductrice permet la **procréation** : production des cellules sexuelles (gamètes), fécondation, grossesse et développement du fœtus chez la femme. Elle joue aussi un rôle dans l'**identité sexuelle**, les **caractères sexuels secondaires** et l'équilibre hormonal.

2. Appareil reproducteur féminin

- **Ovaires** : produisent les ovules et les hormones (œstrogènes, progestérone).
- **Trompes de Fallope** : conduisent l'ovule de l'ovaire à l'utérus ; lieu de la fécondation.
- **Utérus** : cavité musculaire qui accueille et nourrit l'embryon/fœtus.
- **Vagin** : canal d'accouplement et d'expulsion lors de l'accouchement.
- **Vulve** : organes génitaux externes.

Cycle menstruel : dure en moyenne 28 jours, contrôlé par les hormones ; préparation de l'utérus à une grossesse.

3. Appareil reproducteur masculin

- **Testicules** : produisent les spermatozoïdes et la testostérone.
- **Épididyme** : lieu de stockage et maturation des spermatozoïdes.
- **Canal déférent** : transporte les spermatozoïdes vers l'urètre.
- **Prostate et vésicules séminales** : produisent le liquide séminal.
- **Pénis** : organe d'éjaculation et de copulation.

4. La fécondation et la grossesse

- La **fécondation** a lieu dans la trompe de Fallope.
- L'œuf s'implante dans l'utérus (nidation).
- La **grossesse** dure environ 9 mois (3 trimestres).
- Le **placenta** assure les échanges mère-enfant (oxygène, nutriments, déchets).

5. Rôle de l'aide-soignant

- Accompagner les **soins liés à la maternité**, au postpartum, à la gynécologie.
- Respecter l'**intimité et la pudeur** dans les soins.

- Être à l’écoute des **questions liées à la sexualité, la fertilité, les troubles hormonaux**.
- Observer et signaler les signes anormaux : saignements, douleurs, infections, règles irrégulières.
- Soutenir les **personnes âgées ou malades** vivant des troubles hormonaux ou sexuels.

FICHE 10 – LA FONCTION IMMUNITAIRE

1. Définition

La fonction immunitaire protège l'organisme contre les **agents pathogènes** (virus, bactéries, parasites, cellules anormales). Elle repose sur un ensemble de **cellules spécialisées**, d'organes et de mécanismes de **défense**.

2. Les acteurs de l'immunité

- **Globules blancs (leucocytes)** :
  - **Phagocytes** : détruisent les agents pathogènes par ingestion.
  - **Lymphocytes B** : produisent des anticorps.
  - **Lymphocytes T** : attaquent directement les cellules infectées.
- **Organes lymphoïdes** :
  - **Moelle osseuse** : produit les cellules immunitaires.
  - **Thymus** : maturation des lymphocytes T.
  - **Ganglions lymphatiques** : filtrent la lymphe.
  - **Rate** : filtre le sang, détruit les cellules vieilles et infectées.

- **Système lymphatique** : transporte la lymphe, un liquide riche en cellules immunitaires.

3. Types d'immunité

- **Innée** : présente dès la naissance, réaction rapide mais non spécifique.
- **Adaptative** : se développe au contact d'un antigène, spécifique, avec mémoire.
- **Naturelle** ou **acquise** (par infection ou vaccination).

4. Réactions immunitaires

- **Inflammation** : rougeur, chaleur, douleur, gonflement = signes de défense locale.
- **Fièvre** : élévation de température pour limiter la prolifération des microbes.
- **Formation d'anticorps** : neutralisation ciblée d'un microbe.

5. Rôle de l'aide-soignant

- Observer les signes d'**infection** (température, rougeur, douleur…).
- Appliquer les **précautions standard et spécifiques** (gants, masque, hygiène des mains).

- **Surveiller l'état général** : fièvre, frissons, perte d'appétit, fatigue.
- Aider au **respect des traitements antibiotiques ou antiviraux**.
- Accompagner les personnes **immunodéprimées** (cancer, VIH, greffe, etc.).

Anatomie

FICHE D'ANATOMIE 1 – LE SYSTÈME RESPIRATOIRE

1. Organisation générale

Le système respiratoire est composé des **voies aériennes** et des **organes respiratoires**, organisés en deux parties :

- **Voies aériennes supérieures** :
    - **Nez** : filtre, humidifie et réchauffe l'air.
    - **Pharynx** : carrefour des voies respiratoires et digestives.
    - **Larynx** : contient les cordes vocales, assure le passage de l'air.
- **Voies aériennes inférieures** :
    - **Trachée** : conduit rigide en avant de l'œsophage.
    - **Bronches** : deux branches principales (droite et gauche).
    - **Bronchioles** : ramifications fines des bronches.

2. Les poumons

- **Localisation** : dans la cage thoracique, séparés par le médiastin (où se situe le cœur).
- **Poumon droit** : 3 lobes (supérieur, moyen, inférieur)
- **Poumon gauche** : 2 lobes (supérieur, inférieur)
- **Alvéoles pulmonaires** : minuscules sacs où s'effectuent les échanges gazeux avec les capillaires sanguins.

3. Autres structures

- **Plèvres** : membranes entourant les poumons (plèvre viscérale et pariétale) avec un espace pleural lubrifié.
- **Diaphragme** : muscle en dôme qui sépare le thorax de l'abdomen, principal moteur de la respiration.

4. Points-clés à retenir pour le DEAS

- Le **poumon droit est plus volumineux** que le gauche (à cause du cœur).
- La trachée se divise en deux **bronches principales** qui pénètrent les poumons.
- Les **échanges gazeux** ont lieu dans les **alvéoles**, en lien direct avec les capillaires.

- Le **diaphragme est essentiel** à la ventilation pulmonaire.

FICHE D'ANATOMIE 2 – LE SYSTÈME CARDIOVASCULAIRE

1. Le cœur

Localisation

- Situé dans le **médiastin**, entre les deux poumons, légèrement à gauche du sternum.
- Protégé par le **péricarde** (enveloppe fibreuse).

Structure

- **Organe musculaire creux**, de la taille d'un poing.
- 4 **cavités** :
    - 2 **oreillettes** (droite et gauche)
    - 2 **ventricules** (droit et gauche)
- **Valvules cardiaques** :
    - Valve **tricuspide** entre oreillette et ventricule droits
    - Valve **mitrale** entre oreillette et ventricule gauches
    - Valves **sigmoïdes** à la sortie des ventricules (aortique et pulmonaire)

Parois

- **Myocarde** : muscle cardiaque
- **Endocarde** : couche interne
- **Épicarde** : couche externe

2. Les vaisseaux sanguins

Artères

- Transportent le **sang du cœur vers les organes**
- Exemples :
    - **Aorte** : plus grosse artère, sort du ventricule gauche
    - **Artère pulmonaire** : va des poumons au cœur (sang pauvre en O_2)

Veines

- Ramènent le **sang des organes vers le cœur**
- Exemples :
    - **Veines caves** (supérieure et inférieure)
    - **Veines pulmonaires** : ramènent le sang oxygéné des poumons

Capillaires

- Vaisseaux très fins permettant les **échanges** entre sang et cellules (O_2, nutriments, déchets)

3. Les deux circulations

- **Petite circulation** (cœur–poumons–cœur) : hématose (oxygénation du sang)
- **Grande circulation** (cœur–organes–cœur) : distribution des nutriments et O_2

4. Points-clés à retenir pour le DEAS

- Le sang **circule dans un seul sens**, grâce aux **valvules**.
- Le cœur est **divisé en deux parties** : droite (sang pauvre en O_2) et gauche (sang riche en O_2).
- L'**aorte** distribue le sang à tout le corps, la **veine cave** le ramène.
- Le **pouls** correspond à l'onde de pression produite par le battement cardiaque.

FICHE D'ANATOMIE 3 – LE SYSTÈME DIGESTIF

1. Organisation générale

Le tube digestif est un long conduit d'environ **7 à 9 mètres**, allant de la bouche à l'anus. Il est accompagné de **glandes digestives**.

2. Les organes du tube digestif

Bouche

- Dents : mastication
- Langue : déglutition, goût
- Glandes salivaires : produisent la salive (enzymes digestives)

Pharynx et œsophage

- Pharynx : carrefour des voies respiratoire et digestive
- Œsophage : tube musculaire reliant le pharynx à l'estomac

Estomac

- Situé dans la partie supérieure gauche de l'abdomen
- Mélange les aliments avec les sucs gastriques (digestion partielle)

- Se termine par le **pylore** (vers l'intestin grêle)

Intestin grêle

- Environ 6 mètres de long
- 3 parties : **duodénum**, **jéjunum**, **iléon**
- Rôle : digestion finale + **absorption des nutriments** via les villosités intestinales

Gros intestin

- Composé du **côlon** (ascendant, transverse, descendant, sigmoïde), du **rectum** et de l'**anus**
- Réabsorbe l'eau, forme les selles
- Stocke et élimine les déchets

3. Les glandes digestives

Foie

- Produit la **bile** (digestion des graisses)
- Situé sous le diaphragme à droite
- Rôle métabolique (stockage, détoxication)

Vésicule biliaire

- Stocke la bile produite par le foie
- La libère dans le duodénum lors des repas

Pancréas

- Produit des **enzymes digestives** (lipase, amylase…)
- Produit aussi des hormones (ex : **insuline**, régulant la glycémie)

4. Points-clés à retenir pour le DEAS

- La digestion commence dans la **bouche** et se termine dans l'**intestin grêle**.
- Le **duodénum** est le lieu principal d'action de la bile et des sucs pancréatiques.
- Le **foie**, le **pancréas** et la **vésicule biliaire** ne sont pas dans le tube digestif mais y déversent leurs sécrétions.
- L'**anus** est le point final d'évacuation des déchets.

FICHE D'ANATOMIE 4 – LE SYSTÈME URINAIRE

1. Rôle principal

Le système urinaire élimine les **déchets azotés** (urée, créatinine...), régule la **pression artérielle**, l'**équilibre hydrique** et électrolytique (sodium, potassium) et participe à la **fabrication de certaines hormones**.

2. Les organes du système urinaire

Reins (2)

- Situés dans le bas du dos, de chaque côté de la colonne vertébrale (région lombaire)
- Taille : environ 12 cm chacun
- Protégés par une capsule fibreuse et entourés de graisse
- Composés de **cortex** (zone externe) et **médullaire** (zone interne)

Fonctions du rein :

- Filtration du sang (plus de 180 litres/jour)
- Fabrication de l'urine
- Sécrétion d'hormones (érythropoïétine, rénine)

- Activation de la vitamine D

Uretères (2)

- Conduits musculeux de 25-30 cm
- Transportent l'urine des reins à la vessie par péristaltisme

Vessie

- Organe musculaire creux
- Stocke environ **400 à 600 mL** d'urine
- Située en arrière du pubis
- Comporte un **sphincter** contrôlant la miction

Urètre

- Canal d'évacuation de l'urine
- Plus long chez l'homme que chez la femme
- Entouré de muscles volontaires et involontaires

3. Points-clés à retenir pour le DEAS

- Le **néphron** est l'unité fonctionnelle du rein (filtration, réabsorption, sécrétion).
- La **vessie** peut se contracter sous commande volontaire ou involontaire.

- L'**urètre** est plus court chez la femme, ce qui explique une prédisposition aux infections urinaires.
- Le système urinaire est en lien étroit avec l'**hydratation**, la **pression artérielle** et le **sang**.

FICHE D'ANATOMIE 5 – LE SYSTÈME NERVEUX

1. Organisation générale

Le système nerveux est divisé en deux grandes parties :

- **Système nerveux central (SNC)** : cerveau + moelle épinière
- **Système nerveux périphérique (SNP)** : nerfs sensitifs et moteurs

2. Le système nerveux central

Cerveau

- Situé dans la boîte crânienne
- Composé de deux **hémisphères cérébraux** (gauche et droit)
- Chaque hémisphère comporte 4 **lobes** : frontal, pariétal, temporal, occipital
- Siège des fonctions supérieures : langage, pensée, mémoire, motricité volontaire, émotions

Cervelet

- Situé sous les hémisphères
- Coordonne les mouvements, l'équilibre et la posture

Tronc cérébral

- Relie le cerveau à la moelle épinière
- Contrôle les **fonctions vitales** automatiques : respiration, rythme cardiaque, déglutition

Moelle épinière

- Située dans le canal vertébral
- Transmet les **influx nerveux** entre le cerveau et le reste du corps
- À l'origine des **réflexes rachidiens**

3. Le système nerveux périphérique

- **Nerfs crâniens** (12 paires) : relient le cerveau à la tête et au cou
- **Nerfs rachidiens** (31 paires) : partent de la moelle épinière
- **Nerfs sensitifs** : transportent les informations vers le SNC
- **Nerfs moteurs** : envoient les commandes du SNC vers les muscles

4. Système nerveux autonome

- **Sympathique** : prépare à l'action (accélère cœur, dilate pupilles…)
- **Parasympathique** : calme et favorise la digestion, le repos

5. Points-clés à retenir pour le DEAS

- Le **cerveau est le centre de commande** du corps.
- Les **réflexes** sont automatiques et passent par la **moelle épinière**.
- Le **tronc cérébral est vital** : une atteinte peut provoquer un coma ou la mort.
- L'**atteinte nerveuse** peut entraîner paralysie, trouble du langage, perte d'équilibre.

FICHE D'ANATOMIE 6 – LE SYSTÈME MUSCULO-SQUELETTIQUE

1. Rôle

Ce système permet la **station debout**, le **mouvement**, la **protection des organes vitaux**, la **production des cellules sanguines** et le **stockage de minéraux** (calcium, phosphore).

2. Le squelette humain

Division

- **Squelette axial** : crâne, colonne vertébrale, côtes, sternum
- **Squelette appendiculaire** : ceintures scapulaire et pelvienne, membres supérieurs et inférieurs

Os principaux

- **Crâne** : protège le cerveau
- **Colonne vertébrale** : 33 vertèbres (7 cervicales, 12 dorsales, 5 lombaires, sacrum, coccyx)
- **Côtes (12 paires)** : protègent le cœur et les poumons
- **Membres supérieurs** : humérus, radius, ulna (cubitus)

- **Membres inférieurs** : fémur, tibia, fibula (péroné), rotule

3. Les articulations

- Relient les os entre eux
- Types :
    - **Mobiles** (genou, coude)
    - **Semi-mobiles** (rachis)
    - **Fixes** (sutures du crâne)

Constituants : cartilage, capsule, ligaments, liquide synovial

4. Les muscles

Types de muscles

- **Squelettiques** : volontaires, rattachés aux os par les tendons
- **Lisses** : involontaires, dans les organes (ex. intestins, vaisseaux)
- **Cardiaque** : spécifique au cœur

Fonctionnement

- Les muscles **se contractent** pour produire un mouvement

- Fonctionnent en **paires antagonistes** (ex : biceps/triceps)

5. Points-clés à retenir pour le DEAS

- Le squelette donne **forme et protection**, les muscles assurent le **mouvement**.
- La colonne vertébrale protège la **moelle épinière**.
- Une **fracture** peut toucher un os, une **entorse** une articulation, une **déchirure** un muscle.
- L'aide-soignant doit **prévenir les chutes**, utiliser des **gestes de manutention adaptés** et observer toute **déformation ou perte de mobilité**.

FICHE D'ANATOMIE 7 – LE SYSTÈME TÉGUMENTAIRE

1. Rôle de la peau

La peau est le **plus grand organe** du corps. Elle constitue une **barrière protectrice** contre les agressions extérieures, régule la température, participe aux échanges et contient des récepteurs sensoriels.

2. Les trois couches de la peau

1. Épiderme

- Couche la plus **superficielle**, sans vaisseaux sanguins
- Constituée de cellules mortes kératinisées
- Protège contre les agressions extérieures
- Contient les **mélanocytes** (pigmentation de la peau)

2. Derme

- Couche intermédiaire riche en **vaisseaux, nerfs, glandes, follicules**
- Contient des fibres **élastiques et collagène**
- Nourrit l'épiderme et assure la **sensibilité cutanée**

3. Hypoderme

- Couche **sous-cutanée** composée de tissu adipeux
- Sert de **réserve énergétique**, d'**isolant thermique** et d'**amortisseur**

3. Les annexes cutanées (phanères)

Poils et cheveux

- Produits par les **follicules pileux** dans le derme
- Protègent et participent à la thermorégulation

Ongles

- Formés de **kératine**, protègent le bout des doigts

Glandes cutanées

- **Sudoripares** : produisent la sueur (thermorégulation)
- **Sébacées** : sécrètent du **sébum** (protection et souplesse)
- **Apocrines** : dans les aisselles et zones génitales, responsables de certaines odeurs corporelles

4. Points-clés à retenir pour le DEAS

- La peau est un **organe vital** de protection, de **sensibilité** et d'**échanges**.
- L'**observation de l'état cutané** (rougeurs, plaies, escarres) est essentielle en soins.

- L'hypoderme peut varier selon l'état nutritionnel.
- L'aide-soignant joue un rôle clé dans la **prévention des lésions cutanées** (toilette, mobilisation, hydratation).

FICHE D'ANATOMIE 8 – LE SYSTÈME ENDOCRINIEN

1. Rôle général

Le système endocrinien regroupe les **glandes qui produisent des hormones**, libérées directement dans le sang. Ces hormones régulent des fonctions essentielles : croissance, reproduction, métabolisme, sommeil, stress…

2. Principales glandes endocrines et leur localisation

1. Hypophyse (base du cerveau)

- Chef d'orchestre des glandes endocrines
- Contrôle la croissance, la lactation, les cycles hormonaux

2. Hypothalamus (au-dessus de l'hypophyse)

- Lien entre le **système nerveux et endocrinien**
- Régule l'hypophyse

3. Glande thyroïde (devant le cou)

- Produit des hormones qui régulent le **métabolisme**, la température, le poids

4. Parathyroïdes (4 petites glandes derrière la thyroïde)

- Régulent le **calcium dans le sang**

5. Glandes surrénales (au-dessus des reins)

- Cortex : sécrète cortisol, aldostérone
- Médullaire : sécrète adrénaline, noradrénaline (stress)

6. Pancréas (derrière l'estomac)

- Produit l'**insuline** (fait baisser la glycémie) et le **glucagon** (l'augmente)
- Glande mixte : endocrine (hormones) et exocrine (enzymes digestives)

7. Ovaires (femme) et testicules (homme)

- Sécrètent les hormones sexuelles (œstrogènes, progestérone, testostérone)

8. Glande pinéale (épiphyse, dans le cerveau)

- Sécrète la **mélatonine**, hormone du sommeil

3. Caractéristiques des hormones

- **Spécifiques** à certaines cellules cibles
- Agissent en **faibles quantités**
- Régulées par des systèmes de **rétrocontrôle** (ex : insuline/glycémie)

4. Points-clés à retenir pour le DEAS

- Un **déséquilibre hormonal** peut entraîner : fatigue, sueurs, troubles du poids, diabète, nervosité, troubles menstruels...
- L'hypophyse régule plusieurs glandes : c'est une **glande maîtresse**.
- L'**insuline** est essentielle pour contrôler la glycémie chez les diabétiques.
- L'aide-soignant doit **surveiller les signes cliniques**, aider à la **prise de traitement** et **alerter en cas de trouble**.

FICHE D'ANATOMIE 9 – LE SYSTÈME REPRODUCTEUR

1. Rôle

Le système reproducteur permet la **procréation**, la **sécrétion des hormones sexuelles** et le développement des **caractères sexuels secondaires** (pilosité, voix, poitrine, etc.).

2. Anatomie féminine

Organes internes

- **Ovaires (2)** : produisent les ovules + œstrogènes et progestérone.
- **Trompes de Fallope** : conduisent les ovules vers l'utérus, lieu de fécondation.
- **Utérus** : cavité musculaire destinée à accueillir l'embryon/fœtus.
- **Col de l'utérus** : passage entre le vagin et l'utérus.
- **Vagin** : canal musculaire reliant l'utérus à l'extérieur, voie d'accouplement et de sortie lors de l'accouchement.

Organes externes (vulve)

- Petites et grandes lèvres, clitoris, orifice vaginal et urinaire.

3. Anatomie masculine

Organes internes

- **Testicules (2)** : produisent les spermatozoïdes et la testostérone.
- **Épididyme** : lieu de stockage et maturation des spermatozoïdes.
- **Canal déférent** : conduit les spermatozoïdes jusqu'à l'urètre.
- **Prostate** : sécrète un liquide nourrissant les spermatozoïdes.
- **Vésicules séminales** : contribuent au volume du sperme.

Organes externes

- **Pénis** : organe de copulation et d'évacuation de l'urine.
- **Scrotum** : sac cutané contenant les testicules, régule leur température.

4. Règles et reproduction

- **Cycle menstruel** : dure environ 28 jours ; alternance entre ovulation, menstruation et phase lutéale.
- **Fécondation** : rencontre d'un ovule et d'un spermatozoïde dans la trompe.

- **Grossesse** : développement de l'embryon/fœtus dans l'utérus pendant 9 mois.

5. Points-clés à retenir pour le DEAS

- L'aide-soignant accompagne les **femmes enceintes**, les **personnes âgées** en lien avec la ménopause/andropause, les soins post-partum...
- Respect de **l'intimité** et de la **pudeur** est fondamental.
- Observation de **troubles menstruels**, **douleurs pelviennes**, **écoulements anormaux**, **troubles de la prostate**.
- Participation aux soins d'hygiène intime, accompagnement psychologique.

PRÉPARATION À L'ORAL DU DEAS – GUIDE COMPLET

1. Objectif de l'épreuve orale

- Montrer que tu es capable de **réfléchir comme un professionnel de santé**.
- Expliquer comment tu as **mobilisé tes compétences** pendant la formation.
- Exposer une **situation vécue** en stage et ta posture d'aide-soignant.
- Montrer tes **valeurs humaines, ton sens de l'éthique et du travail en équipe**.

2. Structure de la présentation orale (8 à 10 minutes)

A. Présentation rapide de ton parcours

Exemple :
« Je m'appelle [prénom], j'ai effectué ma formation d'aide-soignant à [lieu], et j'ai réalisé mes stages en [EHPAD/hôpital, etc.]. J'ai choisi ce métier pour [raison personnelle ou professionnelle]. »

B. Présentation d'une situation professionnelle vécue en stage

1. Contexte : Où ? Quand ? Quelle structure ? Quel patient
2. Problématique : Besoin identifié ? Difficulté rencontrée ?
3. Actions menées : Tes observations, gestes techniques, communication
4. Posture professionnelle : Discrétion, écoute, éthique, sécurité
5. Réflexion : Ce que tu as appris / Ce que tu aurais pu faire autrement

Conseil : choisis une situation simple mais bien expliquée (toilette complète, aide à la marche, repas, accompagnement en fin de vie, etc.)

C. Liens avec les blocs de compétences

Fais le lien avec les blocs DEAS mobilisés :

- Bloc 1 : accompagnement
- Bloc 2 : état clinique
- Bloc 5 : communication…
  → C'est ce que le jury attend !

D. Conclusion personnelle

Exemple :
« Cette situation m'a permis de prendre conscience de l'importance de la bienveillance, du travail en équipe et de l'adaptation. Elle a confirmé mon envie d'exercer ce métier. »

3. Les qualités à montrer à l'oral

- **Clarté** et organisation du discours
- **Empathie** et **respect de la personne**
- **Capacité d'analyse**
- **Posture professionnelle**
- **Motivation sincère**

4. Préparer les réponses aux questions du jury

Exemples de questions types :

- Qu'est-ce qu'un bon aide-soignant selon vous ?
- Que feriez-vous en cas de désaccord avec un infirmier ?
- Comment réagissez-vous face à une personne agressive ?
- Qu'est-ce que le secret professionnel partagé ?
- Que faites-vous face à une escarre débutante ?

Astuce : structure toujours ta réponse en 3 temps :

1. Comprendre la situation
2. Agir selon les règles pro
3. Alerter si nécessaire

FICHE – MISES EN SITUATION ORALES TYPES (avec réponses guidées)

1. Situation 1 : Le refus de soin

Contexte : Un patient refuse la toilette que tu dois effectuer.

Réponse attendue :

1. Je respecte son choix (principe de consentement).
2. Je m'informe calmement sur le motif du refus (douleur ? pudeur ? fatigue ?).
3. Je propose une autre solution (repasser plus tard, faire une toilette partielle).
4. Je préviens l'infirmier(ère) si le refus persiste.
5. J'inscris la situation dans la transmission.

Compétences mobilisées : respect de la personne, éthique, communication, bloc 1 et 5.

2. Situation 2 : Une chute

Contexte : Une résidente tombe de son fauteuil pendant le repas.

Réponse attendue :

1. Je sécurise la zone, je rassure la personne, je **n'essaye pas de la relever seul(e)**.

2. Je **vérifie la conscience, la respiration, les douleurs**.
3. J'**alerte immédiatement l'infirmier(ère)**.
4. Je **reste auprès de la personne** en attendant les secours si besoin.
5. Je remplis la **fiche d'événement indésirable** et transmets à l'équipe.

Compétences mobilisées : réactivité, sécurité, bloc 11, bloc 10.

3. Situation 3 : Conflit avec un collègue

Contexte : En service, un collègue refuse de t'aider à mobiliser un patient dépendant.

Réponse attendue :

1. Je privilégie la **communication apaisée** et le dialogue direct, sans conflit.
2. J'explique le besoin d'assistance pour **préserver la sécurité du patient et la mienne**.
3. Si aucun accord, je fais appel à un **autre membre de l'équipe**.
4. En cas de répétition, je **fais remonter l'information au cadre**.

Compétences mobilisées : travail en équipe, sécurité, responsabilité professionnelle.

4. Situation 4 : Fin de vie

Contexte : Une patiente en soins palliatifs te demande si elle va mourir.

Réponse attendue :

1. Je **ne mens pas**, mais je **reste à mon niveau de compétence** : "Je suis là pour vous accompagner, je vais prévenir l'infirmière qui pourra mieux répondre".
2. Je reste **présent(e), calme et à l'écoute**, sans jugement.
3. Je respecte ses émotions, sa pudeur, son besoin de parler ou non.
4. Je veille à son confort (douleur, hygiène, position...).

Compétences mobilisées : posture relationnelle, éthique, soins d'accompagnement, bloc 1 et 5.

5. Situation 5 : Observation clinique

Contexte : Une personne âgée présente une peau rouge au sacrum.

Réponse attendue :

1. Je **observe précisément** la zone (taille, couleur, douleur, chaleur, écoulement).
2. Je **note et transmets** l'information à l'infirmier(ère) immédiatement.

3. Je **change la position du patient**, installe un coussin de décharge si présent.
4. Je **note dans les transmissions écrites** ce que j'ai vu et fait.

Compétences mobilisées : surveillance de l'état cutané, prévention des escarres, bloc 2, 5, 8.

FICHE – BOÎTE À OUTILS POUR L'ORAL DU DEAS

1. Pour parler de ton rôle

- *« Mon rôle en tant qu'aide-soignant(e) est d'accompagner la personne dans les actes essentiels de la vie. »*
- *« Je travaille toujours sous la responsabilité de l'infirmier(ère) et je respecte mes limites de compétences. »*
- *« J'assure la continuité et la qualité des soins en respectant les protocoles. »*

2. Pour parler d'une situation vécue

- *« Lors de mon stage en EHPAD/à l'hôpital, j'ai été confronté(e) à une situation où… »*
- *« Cette situation m'a permis de développer… »*
- *« J'ai pris conscience de l'importance de… »*
- *« J'ai su m'adapter tout en respectant la personne et son rythme. »*

3. Pour exprimer ton éthique et ton professionnalisme

- *« Je respecte la dignité, l'intimité et le rythme de chaque personne. »*
- *« Je fais preuve de bienveillance et d'écoute, sans jugement. »*
- *« Je respecte le secret professionnel et le secret partagé. »*
- *« Je veille à toujours alerter en cas de situation inhabituelle ou de danger. »*

4. Pour parler de travail en équipe

- *« La communication entre professionnels est essentielle pour garantir la sécurité et la cohérence des soins. »*
- *« Je m'inscris pleinement dans une dynamique de travail en équipe pluri-professionnelle. »*
- *« Je transmets les informations importantes à l'équipe pour assurer une prise en charge adaptée. »*

5. Pour montrer ta réflexion et ton sens de l'observation

- *« J'ai observé une modification de l'état de la personne : je l'ai notée et transmise. »*

- *« Je suis resté(e) attentif(ve) aux signes d'alerte comme... »*
- *« J'ai réfléchi à ma posture pour ne pas infantiliser, tout en étant aidant. »*

6. Pour conclure ton oral

- *« Cette formation m'a conforté(e) dans mon envie d'exercer ce métier humain, utile et exigeant. »*
- *« Je suis prêt(e) à m'engager pleinement dans cette fonction, avec respect, écoute et responsabilité. »*
- *« Ce métier est pour moi une vocation centrée sur la relation et l'accompagnement. »*

PRÉSENTATION ORALE TYPE – DEAS

1. Introduction – Présentation personnelle (1 min)

« Bonjour, je m'appelle [Prénom Nom], j'ai suivi la formation d'aide-soignant(e) à [nom de l'IFAS] et j'ai effectué mes stages dans différentes structures : un EHPAD, un service de médecine, et un service de soins à domicile.
J'ai choisi ce métier car il correspond à mes valeurs : l'écoute, l'aide à la personne et le travail en équipe. J'aime me sentir utile et accompagner les personnes dans les moments importants de leur vie, avec humanité et respect. »

2. Présentation d'une situation professionnelle vécue (5 à 6 min)

Contexte :
« Lors de mon stage en EHPAD, j'ai accompagné une résidente de 88 ans, atteinte de la maladie d'Alzheimer, qui avait des troubles de l'orientation et une grande anxiété matinale. Elle refusait régulièrement la toilette. »

Besoin identifié :
« Le besoin fondamental en lien était celui de la propreté et du confort. Il y avait aussi un besoin de sécurité affective, lié à son état de confusion. »

Mon action :
« J'ai d'abord respecté son refus et j'ai pris le temps de parler calmement avec elle. Je me suis présentée, j'ai réexpliqué les

soins, et j'ai proposé une toilette partielle avec un gant doux et de l'eau tiède.
J'ai adapté mon rythme, en expliquant chaque geste. Je suis restée attentive à ses réactions, et j'ai respecté ses choix tout en garantissant l'hygiène minimale. Ensuite, j'ai transmis oralement et par écrit les éléments importants à l'équipe. »

Réflexion et apprentissage :
« Cette situation m'a permis de développer ma capacité d'adaptation, ma patience, et ma posture professionnelle.
J'ai compris l'importance de prendre en compte la personne dans sa globalité, au-delà de la technique.
Elle m'a aussi permis de bien intégrer la limite de mon rôle : je ne force pas, je propose, j'écoute, et je transmets. »

Blocs de compétences mobilisés :

- Bloc 1 : accompagnement dans la vie quotidienne
- Bloc 5 : relation et communication
- Bloc 2 : observation clinique

3. Conclusion personnelle (1 à 2 min)

« Cette situation a confirmé mon envie d'exercer ce métier. Elle m'a montré l'importance de la relation humaine dans les soins.
Aujourd'hui, je me sens prête à intégrer une équipe, à poursuivre mon apprentissage et à exercer en respectant les valeurs du métier : bienveillance, rigueur, respect et professionnalisme.

Je suis motivé(e) à contribuer, à mon niveau, à la qualité de vie et de soins des personnes accompagnées. »

Conclusion

Devenir aide-soignant, ce n'est pas seulement apprendre des gestes techniques ou mémoriser des connaissances. C'est avant tout **adopter une posture humaine, bienveillante, respectueuse**, et engagée au service des plus fragiles.

Au fil des fiches, des questions-réponses et des mises en situation, ce livre t'a accompagné dans l'acquisition des savoirs **anatomiques, physiologiques, pratiques et relationnels** nécessaires à l'exercice de ce métier essentiel. Tu y as croisé des notions-clés, des gestes quotidiens, des réflexes à adopter... mais aussi des **valeurs fondamentales** : la dignité, l'écoute, le respect du rythme de chacun.

La réussite du DEAS repose autant sur la **maîtrise des compétences** que sur la **capacité à réfléchir, observer, transmettre et s'adapter**. N'oublie jamais que chaque soin est un moment unique dans la vie d'une personne, et qu'à travers ton regard, ton geste ou ton silence, tu participes à **l'humanité du soin**.

Ce métier demande de l'engagement, de l'humilité et du cœur. Et si tu ouvres ce livre, c'est que tu es déjà sur ce chemin.

Bonne chance pour l'examen, et surtout… bonne route dans ce métier qui soigne autant qu'il relie.